9, 45f, 50-58,
74-77
104-108f

Lektorat Burghard König

Unsere technisierte und automatisierte Arbeitswelt steht dem Bedürfnis nach ausreichender Bewegung und ungezwungener Kommunikation oft entgegen. Um so wichtiger ist für unser Leben der Sport geworden: als gezieltes Fitnessprogramm, als Freizeitgestaltung oder als gemeinschaftsförderndes Spiel.

Die *rororo Sportbücher* zeigen Wege auf, wie man allein oder in der Gruppe zu einer sinnvollen körperlichen Betätigung kommt. Sie informieren den Anfänger und geben Anleitungen für den Freizeitsportler, enthalten Lehr- und Übungsprogramme für den Fortgeschrittenen und stellen dem Lehrer methodisch wie didaktisch erprobte Unterrichtsmaterialien bereit.

Die in regelmäßiger Folge erscheinenden Bände runden sich zu einer in sich abgeschlossenen Sportbibliothek ab.

Trablaufen

Ein Ausdauersport für Herz und Kreislauf

Training
Technik
Taktik

Manfred Blödorn/Paul Schmidt

rororo

Mit Bildreihen und Fotos von Horst Lichte

Rowohlt

Originalausgabe

Umschlagentwurf Werner Rebhuhn (Foto Horst Lichte)
Layout Werner Rebhuhn/Jan Enns
Veröffentlicht im Rowohlt Taschenbuch Verlag GmbH,
Reinbek bei Hamburg, Mai 1977

Satz Times (Linotron 505 C)
Gesamtherstellung Clausen & Bosse, Leck/Schleswig
Printed in Germany
680-ISBN 3 499 1 7007 8

Inhalt

Einführung

Sport scheint in Mode zu kommen. Jeder, der etwas auf sich hält, betont bei allen Gelegenheiten seine Vorliebe für Tennis, Segeln, Golf oder Laufen. Und der, der den Anschluß sucht und ihn noch nicht gefunden hat, bestätigt gern auf Anfrage: alle vier Wochen einmal zum Bundesliga-Fußball – wenn ein gutes Spiel stattfindet.
Unsere Gesellschaft wäre nicht unsere Gesellschaft, wenn sie dies nicht erkannt hätte und auszuwerten bereit wäre – wir, die an diesem Buch mitwirken, schließen uns selbstverständlich nicht aus. Sport treiben ist *in* – aber wie? Jetzt beginnt die Sache, etwas ernster zu werden.
Autoren und Verleger haben sie bislang zu ernst genommen, meinen wir. «Sport ist der Bruder der Arbeit», schrieb der spanische Philosoph Ortega y Gasset, und der Soziologe Bero Rigauer meint: «Im Sport reproduziert sich die Arbeitswelt.» Der Theologe Helmut Thielicke warnt: «Der Sport wird Selbstzweck in dem Sinne, daß er den Menschen zum Sklaven macht und ihm das Gesetz des Handelns vorschreibt.»
Führende Theoretiker des Sports aber halten heute noch an der These des Wiedererweckers der olympischen Idee, Pierre de Coubertins, fest, der sagte: Die Aufgabe des Sports besteht darin, den spielerischen Ausgleich zur Arbeitswelt zu suchen und im freien Spiel der Kräfte die Grenzen der eigenen Person zu weiten. Diese These trifft – besonders, was den internationalen Hochleistungssport angeht – schon lange nicht mehr zu. Selbst in der Trimm-Dich-Bewegung, bei Jedermann-Veranstaltungen wie Volksläufen, Volksradfahren, Skilangläufen und Volksschwimmen widerlegt sich die ‹Sport ist Spiel›-Ideologie. Dem akuten Bewegungsmangel des im Stress lebenden Menschen wird nicht nur

durch zielunabhängige sportliche Ausgleichsbestätigung abgeholfen, sondern auch durch organisierte, von Leistungsnormen bestimmte Massenveranstaltungen. Hunderttausende laufen, strampeln oder schwimmen mit dem Ziel, die gesetzten Leistungsnormen zu erreichen und damit in den Besitz einer Auszeichnung – sprich Medaille – zu kommen. Damit hat der Arbeitsprozeß Eingang in das sportliche Freizeitverhalten gefunden.
In allen Publikationen, die wir in der Vorbereitungszeit für dieses Buch durchgeblättert und gelesen haben, fanden wir die gleichen oder ähnliche Merkmale: Es wurden Mindestanforderungen gestellt. Nach vier Wochen strengem Training kann man schon dies, nach acht Wochen schon das, nach zwölf Wochen darf man sich schon als Champion fühlen . . .
Trablaufen heißt dieses Buch. *Jogging* würden es die Amerikaner nennen. In den USA machen heute tagtäglich über zehn Millionen Menschen ihren Dauerlauf. Frei und ungezwungen, aber leistungsorientiert – nämlich an sich selbst. Der Mensch ist sein eigener Maßstab und nicht der Konkurrent oder das Buch, dessen Autor von seinen ihm unbekannten Leser einen bestimmten Leistungsnachweis verlangt.
Wir möchten unsere Hinweise in diesem Sinne verstanden wissen: Trablaufen ist ein Sport zum Mitmachen. Der eine tut es aus Spaß, der andere, weil er muß. Aber auch dieser kann Freude dabei empfinden. Trablaufen ist keine neue Heils- oder Gesundheitslehre, sondern ein Weg, der uns alle ein bißchen mehr zurück zur Natur und zurück zur Natur des Menschen führen kann. Und das ist – so meinen wir – schon eine ganze Menge.

Die goldenen Trablaufregeln

1. Gehen Sie mindestens einmal im Jahr zum Arzt. Lassen Sie sich gründlich untersuchen.
2. Beginnen Sie Ihr Training langsam und vorsichtig. Leistungssteigerung in kleinen Schritten sollte Ihr Trablaufmotto sein.
3. Laufen Sie mindestens dreimal in der Woche mindestens zwölf Minuten. Nur so wird sich Ihr Trainingszustand verbessern.
4. Kontrollieren Sie ständig vor, während und nach dem Trablauf Ihren Puls. Achten Sie auf die angegebenen Mindest- und Höchstwerte.
5. Achten Sie auf Ihre Trablaufausrüstung. Passen Sie Ihre Kleidung den herrschenden Witterungsbedingungen an.
6. Trainieren Sie auch bei schlechtem Wetter – notfalls im Wohnzimmer. Unregelmäßiges Training gefährdet den Erfolg.
7. Laufen Sie nach Möglichkeit nicht allein. Suchen Sie sich einen Partner oder schließen Sie sich einer Trablaufgruppe an.
8. Geben Sie nie die Suche nach einem noch besseren und landschaftlich schöneren Gelände auf.
9. Bevorzugen Sie eine abwechslungsreiche und vitaminhaltige Kost. Ohne richtige Ernährung gibt es kein vernünftiges Trablaufen.
10. Schenken Sie der Körperpflege größere Beachtung. Ihr Körper wird es Ihnen mit Gesundheit danken.

Trablaufen ist die natürlichste, gesündeste und preiswerteste Form der körperlichen Fortbewegung.

Können wir uns unseren Körper noch leisten?

Das Nachdenken über die Zukunft der Menschen geschieht nicht mehr nur in den Hirnen der Wissenschaftler und Politiker; das Problem, was aus uns und dem Planeten Erde werden kann, geht heute auch und gerade den oft zitierten ‹Mann auf der Straße› an. Der Mensch beginnt zu begreifen, daß er in der Lage ist, seinen Lebensraum und damit übergreifend den Fortbestand allen Lebens ernsthaft zu bedrohen. Über Ursache und Wirkung, über Zusammenhänge und Lösungsmöglichkeiten zu diskutieren, die Fehler der Vergangenheit abzustellen und kritisch nach dem Sinn des sogenannten Fortschritts zu fragen, ist zu einem existentiellen Anliegen aller zivilisierten Gesellschaften geworden.

Schlagworte wie Rohstoffverknappung, Überbevölkerung und Umweltschutz gehören mittlerweile zum Allgemeingut. Sie sind nicht nur populär, sondern gelten schon als «chic». Und so rollt die nächste Gefahr auf uns zu: Probleme werden zu einer Modeerscheinung sublimiert. Am Ende behalten die wirtschaftlichen Zwänge und Notwendigkeiten wieder die Oberhand. So prophezeit der amerikanische Futurologe Herman Kahn in seiner neuesten Veröffentlichung, daß die Menschheit in den nächsten 200 Jahren goldenen Zeiten entgegensehe. Der Glaube an Wirtschaft und Wissenschaft siegt; denn in den Stunden der Not wird den Verantwortlichen schon ‹das Richtige› einfallen. Ansonsten seien die Menschen auch in Zukunft bereit, die aufkommenden Risiken als Preis des Fortschritts zu akzeptieren.

Herman Kahn wagt eine weitere Prognose – und hier kommen wir zum Thema dieses Buches. Der New Yorker Zukunftsdenker kann sich die zivilisierte Gesellschaft im Jahre 2176 nur als ein Volk von «Athenern» vorstellen, als Menschen also, die – wie im antiken Griechenland – der körperlichen Ertüchtigung eine große Bedeutung beimessen. Nur die Gründe werden morgen andere sein als damals. In der Antike war der Sport ein wesentlicher Bestandteil der übergeordneten ‹Gesetzgebung› durch die Götter. Die vollkommene Beherrschung des Körpers und seiner Kräfte und der so errungene Sieg über den Gegner trug einen religiösen Charakter. Deshalb war die Teilnahme an den Olympischen Spielen bis zur Aufweichung der Regeln auch nur den Söhnen der ‹freien Bürger› gestattet. Als freier Bürger galt allerdings nicht einmal jeder zehnte Einwohner Griechenlands.

Nach Herman Kahn werden die Menschen in der Zukunft «in ihrem Eifer, den Körper zu pflegen» weit weniger von übersinnlichen Geboten und Regeln ausgehen. In der Überfluß- und Freizeitgesellschaft jener goldenen Jahre spüren sie im wahrsten Sinne des Wortes am eigenen Leibe, daß sie im Kampf um die Beseitigung aller Hindernisse auf dem Weg in eine paradiesische Zukunft zwar an alles gedacht und trotzdem eines vergessen haben: die eigene Gesundheit. Ein starker Geist wohnt in einem schwachen Körper, zermürbt von Krankheiten, die man in Anerkennung des Geleisteten dann ‹Zivilisationskrankheiten› nennt.

In ihrem Buch «Das Herrentier – Steinzeitjäger im Spätkapitalismus» beschreiben die beiden amerikanischen Verhaltensforscher Lionel Tiger und Robin Fox die biologische Abstammung des Menschen und seine soziale Entwicklung. Mit jeder sozialen Stufe, die er für höherwertig hielt, entfernte er sich vom Ursprung seines Daseins. Nur so konnte sich der Primat Mensch auf dieser Erde als Jäger und Sammler behaupten. Dafür war er prädestiniert.

Die Wissenschaft spricht vom Biogramm des Menschen, von seinem Erbgut und den daraus resultierenden Veranlagungen und Verhaltensweisen. Das Erbgut aber ist noch immer das gleiche wie vor hunderttausend Jahren. Während der Körper in seiner Veranlagung und in seiner Konstruktion auch heute noch den motorischen Erfordernissen eines Jägers und Sammlers entspricht und nur unter adäquaten Belastungen voll funktionsfähig bleiben kann, haben sich die Verhaltensweisen des Menschen mit der geistig-kulturellen Entwicklung geändert. Dies bedeutet nichts anderes, als daß es dem Menschen mit seinen intellektuellen Fähigkeiten gelungen ist, sich mit seinem Geist von seinem Körper zu entfernen, weil dieser in der neugeschaffenen Umwelt immer mehr an Bedeutung verlor. Die Aufgaben des Körpers wurden durch technische Hilfsmittel weitgehend ersetzt.

Dies ist die Situation heute – und die Folgen sind unübersehbar. Der Körper verkümmert und degeneriert. Die Menschen laufen zum Arzt, um sich Medikamente verschreiben zu lassen. Weil es bequemer und das Vertrauen in die Produkte der Pharmazie sowie in die Kunst der Ärzte grenzenlos ist. Allein in der Bundesrepublik Deutschland wurden im Jahre 1975 mehr als hundert Milliarden Mark für das Gesundheitswesen ausgegeben. Das sind etwa zehn Prozent des gesamten Bruttosozialprodukts. Die Kosten für Arbeitsausfälle wegen Krankheit etwa oder die Renten für die steigende Zahl der Frühinvaliden fehlen in dieser Bilanz sogar noch.

‹Zurück zur Natur› lautet folgerichtig die Devise, und: ‹Das Gesundheitsbewußtsein der Bevölkerung muß gesteigert werden›. Die demoskopischen Erhebungen lassen Hoffnung keimen; denn die Einsicht in die Notwendigkeit körperlicher Bewegung wächst.

Zunächst geschieht dies aber noch vorwiegend unbewußt – vielfach mit negativen Vorzeichen. Psychologen verglichen die durchschnittliche Gehgeschwindigkeit von Fußgängern in der Großstadt und auf dem Lande. Die ausgewählten Orte lagen in sechs verschiedenen Ländern dreier Erdteile. Das Ergebnis verblüffte: In den Großstädten gingen die Menschen auf den Straßen doppelt so schnell wie auf dem Lande. Die Psychologen sehen darin aber keineswegs einen gesundheitlichen Vorteil. Sie vermuten vielmehr, daß der Fußgänger durch das Schnellgehen jenen negativen Reizen ausweichen will, die ihn in seiner selbstgeschaffenen Umwelt bestürmen – womit wir wieder beim Thema Veranlagung und Verhalten sind.

Tiger und Fox, die beiden schon erwähnten Verhaltensforscher, schreiben: «Die Einzigartigkeit des menschlichen Körpers stellt keinen essentiellen Unterschied zwischen dem Menschen und seinen Primatenvettern dar. Sie ist vielmehr Ausdruck einer vielfältigen und oft fragwürdigen Spezialisierung. Das einleuchtendste Beispiel dafür ist die permanente Zweifüßigkeit. Auch andere Primaten können auf zwei Beinen gehen, aber die meiste Zeit verzichten sie darauf. Der Mensch vollzog diese Haltungsänderung, als er sich an ein Jägerleben in den heißen Savannen anpassen mußte. Sein Rückgrat streckte sich, sein Becken wurde enger, sein Sprungbein kräftiger, sein Gesäß breiter, und sein Kopf balancierte unsicher auf dem oberen Teil der Wirbelsäule. Das Resultat von alledem war der aufrechte Gang – die zweckmäßigste und am wenigsten anstrengende Form der Fortbewegung, wenn es gilt, große Strecken zurückzulegen ...

Im Rahmen desselben Anpassungsvorgangs nahmen die Vorderlappen des Gehirns an Größe und Komplexität zu; die Folge davon waren wachsende Intelligenz, die artikulierte Sprache, ein größeres Lernvermögen, Voraussicht sowie die allgemeine Fähigkeit, mehr und kompliziertere Informationen zu verarbeiten ... Diese anatomischen Spezialisierungen haben – im Gegensatz zu vielen Verhaltensmustern – sozusagen Ausschließlichkeitscharakter.»

Unter Wissenschaftlern ist heute unbestritten, daß mit der wachsenden Spezialisierung eine Instinktreduktion einherging. Schon der Philosoph Johann Gottfried Herder (1744 bis 1803) sprach vom Menschen als einem «Mängelwesen», weil er – im Gegensatz zu den Tieren – aufgrund seiner Intelligenz auf viele lebens- und arterhaltenden Triebe und Gebärden nicht mehr angewiesen war. Um aber in der Gemeinschaft weitgehend gefahrlos leben und bestehen zu können, schuf er sich seine eigenen Regeln. Der Instinkt wurde überlagert von einem Sittenkodex, aus dem sich das entwickelte, was wir heute mit Kultur bezeichnen. Ein Merkmal der Kultur ist es unter anderem, nur jene Verhaltensweisen zuzulassen, die von großer Zweckmäßigkeit scheinen und die Kultur als solche nicht in Frage stellen (Konrad Lorenz).

So wird die Rolle der Technik im Rahmen der Kulturentwicklung gern übersehen – obwohl heute keinerlei Bedenken dagegen vorgebracht werden können, das Auto, die Rakete und selbst die Atombombe als

‹Kulturgut› zu bezeichnen. Die technischen Erfindungen waren es, die dem Menschen das Leben erleichterten und ihm schließlich eine Spezialisierung in der Arbeitsausübung und im Verhalten aufzwangen. Die Folge war, daß sich auch die Formen des Zusammenlebens innerhalb der Gesellschaft ändern mußten. Die Kultur paßte und paßt sich dem technischen Fortschritt an. Dies geschieht in so kleinen und oft unbedeutend scheinenden Schritten, daß dieser Ablauf häufig erst in der Rückschau beurteilt und bewertet werden kann.

Da der Mensch im Grunde ein bequemes Wesen ist und sich die ‹Vorzüge› der Technik sehr schnell zu eigen macht, lebt er in der permanenten Gefahr, daß sich eben diese Technik verselbständigt und sich zu einem automatisch ablaufenden Prozeß nach eigenen Gesetzen entwickelt. Diese Entwicklung ist im Extremfall nicht mehr aufzuhalten.

Dies alles führte zu einer Trennung zwischen Geist und Natur – oder enger gefaßt: zu einer Trennung zwischen Geist und Körper. Daß die christlichen Religionen als wesentlicher Bestandteil der Kultur mit ihren Leibfeindlichkeits-Postulaten dazu beigetragen haben, sei nur am Rande erwähnt. Der Körper erschien ohne Wert. Er wurde – vor allem in den ‹gebildeten Kreisen› – als notwendiges Übel betrachtet und bedurfte der scharfen Kontrolle durch den Willen.

Der zur Bedeutungslosigkeit verurteilte Körper aber hatte sich nicht verändert. Der Mensch war und ist zur Bewegung und körperlichen Arbeit geboren. Das Fehlen dieser Impulse kann schwerwiegende Folgen im Organismus nach sich ziehen. Die im Körper ständig ablaufenden biochemischen Prozesse verändern sich, führen zu Störungen und letztlich über Krankheitssymptome zu ernsthaften Erkrankungen. Das sind jene Zivilisationskrankheiten, von denen schon die Rede war.

Es ist in diesem Zusammenhang notwendig, einmal an wenigen Beipielen die Komplexität des menschlichen Körpers aufzuzeigen, der zu rund 70 Prozent allein aus Wasser besteht. Die Mediziner schätzen, daß sich unser Körper aus rund 1000 Billionen Zellen zusammensetzt. Diese Zellen sind in der unterschiedlichsten Form miteinander verbunden und schließen sich zu sogenannten Grundgewebetypen zusammen, die sich ihrerseits nun zu spezialisierten Organsystemen zusammenfügen. Gehalten wird der Mensch von mehr als 600 Muskeln und 212 Knochen. Durch unseren Körper fließen 4,5 (bei Frauen) bzw. 5,5 (bei Männern) Liter Blut. Ein Gefäßnetz von etwa 100000 km Länge bringt es auch in ‹den entferntesten Winkel›.

Das Nervensystem arbeitet mit unvorstellbarer Schnelle. Der eine Körperbewegung auslösende Impuls durcheilt den Körper vom Gehirn bis zum entsprechenden Nerv mit einer Geschwindigkeit von 100 Metern pro Sekunde – oder plastischer: mit 360000 Kilometern in der Stunde. Für Biochemiker ist der menschliche Körper eine komplizierte ‹Fabrik›, in der chemische Substanzen agieren und reagieren. Deren Marktwert wurde vor Jahren mit 13,92 Mark berechnet. Nachprüfungen aber ergaben jüngst eine andere Summe: Ein Durchschnittsmensch von 75 kg Körpergewicht hat demnach einen Wert von rund sechs Millionen Dollar. Bei der ersten Berechnung war der Preis für die hochorganisierten chemischen Verbindungen vergessen worden. Ein Gramm des weiblichen Milchdrüsenhormons Prolactin kostet zum Beispiel 17,5 Millionen Dollar – wenn man es künstlich herstellen müßte. Dies veranlaßte den Satiriker Gabriel Laub dann flugs zu der Anmerkung, daß Frauen wertvoller seien als die Männer: «Sie haben sich auch immer teurer verkauft.»

Auch wenn Laub den Verdacht äußert, «daß der Mensch einen höheren Wert haben muß, weil er möglicherweise noch unbekannte Spurenelemente enthält, zum Beispiel Spurenelemente von Menschlichkeit», diese Zahlenspielerei soll nur eines verdeutlichen: Der Mensch ist in seinem Aufbau und in seiner Struktur ein hochkompliziertes und spezialisiertes Wesen. Sein System ist anfällig gegen jede Veränderung von innen und außen. Schon ein um ein tausendstel Milligramm zu wenig oder zu viel produziertes Hormon verändert den Lebensprozeß des Menschen.

Der Mensch hat sich auf dieser Erde bei seiner Entstehung gegenüber den anderen Lebewesen als Jäger und Sammler behauptet. An Schnelligkeit war und ist er vielen anderen Arten unterlegen, nicht aber an Intelligenz und Geschicklichkeit. Zur Fortbewegung dienen ihm die Beine, und 90 Prozent seiner Muskeln helfen ihm dabei. Darauf ist der Blutkreislauf eingestellt, der die Muskeln mit Nährstoffen und Sauerstoff versorgt. Das Herz, das pro Tag mehr als tausendmal die vier bis sechs Liter Blut durch den Körper pumpt, übernimmt dabei die Rolle eines Motors.

Noch um die Jahrhundertwende mußte der Mensch an sechs Tagen der Woche zwölf, vierzehn oder gar sechzehn Stunden arbeiten, um sich und seine Familie am Leben zu erhalten. Schwere körperliche Tätigkeit war damals die Regel. Heute sitzen die meisten Menschen vierzig Stunden in der Woche an ihrem Arbeitsplatz. Der Energieaufwand ist dabei gering, die psychische Belastung um so größer. Und wer nicht am Schreibtisch hockt, der sitzt vor den Hebeln des Schaltpults oder hinter dem Lenkrad eines Autos, hinter dem gedeckten Tisch, vor dem Fernsehapparat – die drei Schritte zum Programmknopf nimmt ihm die automatische Fernbedienungsanlage ab. Ein sowjetischer Mediziner stellte anhand von Vergleichsstudien fest, daß der Anteil der durch menschliche Muskelkraft aufgebrachten Energie in den letzten hundert Jahren von neunzig auf ein Prozent zurückging.

Wir aber tun so, als hätte sich nichts geändert. Dabei weisen die Statisti-

Die Folgen körperlicher Inaktivität

Es steigen an ↑	Es nehmen ab ↓
Neuromuskuläre Spannung (Stress) absolutes und relatives Körpergewicht Pulsfrequenz Erholungszeit des Kreislaufes nach körperlicher Belastung	Herzvolumen Vitalkapazität (Lungenfaßkraft) Extremitätenumfänge Muskelkraft Muskelelastizität allgemeine Beweglichkeit Koordinationsvermögen Reaktionsschnelligkeit

Resultat: frühzeitiges Altern

Sterblichkeit bei Männern an Herzinfarkt in Beziehung zu körperlicher Arbeit (durchschnittliche Todesrate auf eine Million Männer)

Alter in Jahren	schwere Arbeit	leichte Arbeit	Summe
35 bis 44	46 = 43 %	61 = 57 %	100 %
45 bis 69	859 = 33 %	1 745 = 67 %	100 %
70 bis 74	1 227 = 34,7 %	2 307 = 65,3 %	100 %

ken der Ärzte aus, daß weit mehr als die Hälfte aller Patienten in den Wartezimmern nur deshalb krank geworden sind, weil sie unter Bewegungsmangel leiden. Herz- und Kreislaufbeschwerden stehen nicht einmal an der Spitze. Die ‹Volksseuchen› Rheuma und Gicht – schmerzhafte Folgen falscher Ernährung oder von Überernährung – plagen weit mehr als jene 600000 Menschen, die jährlich in der Bundesrepublik Deutschland mit einem Herzinfarkt in das Krankenhaus eingeliefert werden.

Reihenuntersuchungen bei Jugendlichen ergaben, daß jeder dritte wegen Haltungsschäden oder Schwächen am Knochensystem nur bedingt arbeitsfähig ist. Schon 80 Prozent aller Vorschulkinder weisen heute Haltungsschäden auf.

Zurück zur Natur? – Es wäre müßig, darüber einen ernsthaften Gedanken zu verlieren. Das Rad der Geschichte läßt sich nun einmal nicht

mehr zurückdrehen. Aber die Geschwindigkeit des davoneilenden ‹Fortschritts› kann verlangsamt und die Folgen können reduziert werden. Der Verhaltensforscher und Nobelpreisträger Konrad Lorenz scheint verspürt zu haben, «daß die böse Mauer zwischen Natur und Geist zu zerbröckeln beginnt».
Der weltberühmte neuseeländische Lauftrainer Arthur Lydiard faßt das ‹Problem› in eine einfache Formel. «Jeder, der gehen kann, kann auch laufen. Und jeder, der laufen kann, ist fähig, nach einem Jahr 22 Meilen zurückzulegen.» 22 Meilen – das ist immerhin die olympische Marathon-Distanz.

Grundlagenwissen über den Körper

Der menschliche Körper ist ein Organismus von einzigartiger Anpassungsfähigkeit. Seine Lebensvorgänge laufen zwangsläufig und völlig ohne unser Zutun ab. Deshalb erregt er unsere Aufmerksamkeit nur dann, wenn Krankheitssymptome auftauchen und er nicht mehr in der Lage ist, diese Störungen selbst zu beseitigen. Die Ansprüche, die der Körper stellt, sind vergleichsweise gering: Nahrung, Bekleidung, Schutz und ein gewisses Maß an Für- und Vorsorge.
Das Leben spielt sich in den Zellen ab. Diese sind so klein, daß einige von ihnen erst in millionenfacher Ausprägung einen Kubikzentimeter menschlichen Gewebes ergeben. In den Zellen selbst herrscht – bildlich gesprochen – das geschäftige Treiben eines chemischen Laboratoriums mit einer bis ins kleinste Detail festgelegten Arbeitsteilung. Die zwei Hauptbestandteile der Zelle sind der Kern mit dem Erbmaterial Desoxyribonukleinsäure (auch DNS genannt) und das ihn umgebende zähflüssige Zell- oder Zytoplasma. Die Haut der Zelle, die Zellmembrane, schützt diese nach außen. Sie besitzt die Fähigkeit, die durch das Blut herantransportierten Nährstoffe und das zur Energieumwandlung notwendige ‹Brennmaterial› Sauerstoff in die Zelle hereinzulassen sowie den durch diesen Prozeß entstehenden ‹Abfall› wieder an das Blut abzugeben. Durch die Spezialisierung der Zellen entstehen unterschiedliche Gewebe, die wiederum das strukturelle Material für die Organe des Körpers bilden.
Wie alle Zellen nur bestehen können, wenn sie direkt oder indirekt miteinander korrespondieren, so sind auch alle Organe aufeinander angewiesen. Der Körper bildet ein in sich geschlossenes System, das nur funktionieren kann, wenn alle Zellen die ihnen zugewiesenen Aufgaben erfüllen und darüber hinaus in der Lage sind, sich ständig zu regenieren (Zellteilung). Eine einschränkende Ausnahme machen da nur die Nervenzellen.

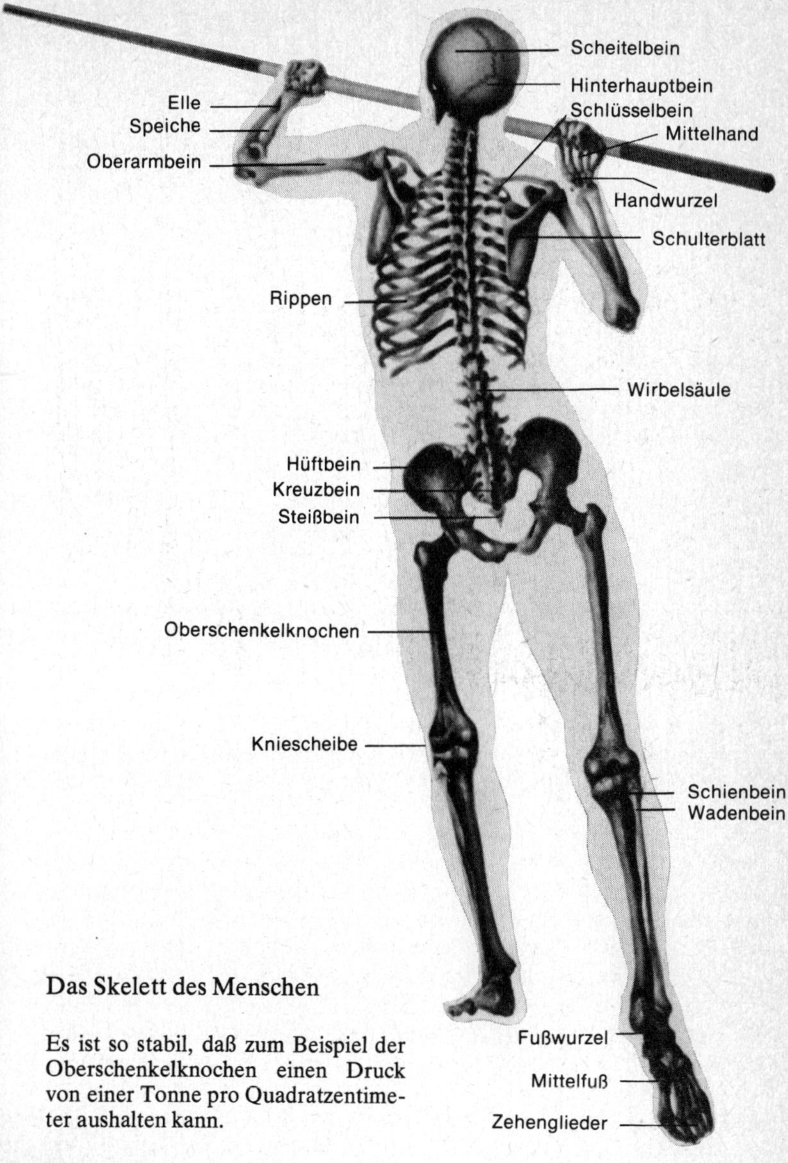

Das Skelett des Menschen

Es ist so stabil, daß zum Beispiel der Oberschenkelknochen einen Druck von einer Tonne pro Quadratzentimeter aushalten kann.

Die chemischen Reaktionen im Körper werden durch Hormone reguliert. Ihnen kommt eine Schlüsselstellung zu. Sie prägen letztlich den Menschen in all seinen körperlichen und geistigen Erscheinungsformen.
Das sozusagen körpereigene Transportunternehmen ist das Blut, die Adern sind die Straßen, das Herz ist der Motor. Die aufgenommene Nahrung wird im Magen und im Darm aufbereitet. Der Verdauungskanal des Menschen hat eine Länge von etwa zehn Metern. Mit Unterstützung der Gallen- und Bauchspeicheldrüsensäfte erfolgt letztlich die Aufspaltung der Nahrung in verwertbare und unverwertbare Stoffe. Die vom Körper benötigten Nährstoffe werden im Dünndarm (durch die Darmzotten) und im Dickdarm herausgefiltert und an den Transporteur Blut übergeben. Allein im Dickdarm dauert dieser Vorgang zwischen zehn und zwölf Stunden. Hier wird dem Nahrungsbrei auch die größte Menge des Wassers entnommen, in dem die lebenswichtigen anorganischen Substanzen wie Kalzium und Natrium gelöst sind und die so dem Blut beigegeben werden können.
Die Verbrennung dieser Nährstoffe in den Zellen ist nur mit Hilfe des Sauerstoffs möglich, der – wie bekannt – in der Lunge aus der Atemluft herausgezogen und in den Blutkreislauf eingeführt wird. Die Nährstoffe – umgewandelt in Fettsäuren, Aminosäuren, Glykogen und Glykose – spalten sich mit Hilfe der Enzyme auf (Oxydation) und setzen dabei Energie sowie nicht verwertbare Restprodukte frei. Hierbei handelt es sich überwiegend um Wasser (H_2O) und Kohlendioxid (CO_2).
Zusammen mit anderen Restsubstanzen – zum Beispiel Milchsäure – gelangen sie wieder in den Blutkreislauf und werden dann über verschiedene Organsysteme aus dem Körper ausgeschieden (Lunge, Nieren). Die Nährstoffe, die nicht sofort in Energie umgewandelt werden – weil die Zellen im Augenblick ihren Energiebedarf gedeckt haben –, finden Verwendung bei der ‹Reparatur› oder im Neubau abgenutzter Gewebeteile. Sollten sich auch dann noch nicht verwertete Nährstoffe in den Zellen befinden, so werden sie als Überfluß in Form von Fett gespeichert. Diesen gesamten Vorgang nennt man den Stoffwechselprozeß.
Dabei treten natürlich auch Verschleißerscheinungen auf. Die Zellen ‹arbeiten sich tot›. Nach dem übergeordneten Prinzip der Arterhaltung (hier besser: Zellerhaltung) sorgen sie aber rechtzeitig für ‹Nachwuchs›: sie bilden durch Zellteilung eine neue Zelle, bevor sie selbst absterben. Einige Zellformen sind aber so hochspezialisiert, daß sie den ‹Zeugungsprozeß› nicht mehr beherrschen. Das trifft in erster Linie für die Nerven zu, die im Vergleich zu den Blutgefäßen als ‹Steuerungssystem› dargestellt werden können. Das Netzwerk der Nervenbahnen ist nichts anderes als ein feinverästeltes Stromleitungsnetz, durch das die elektro-

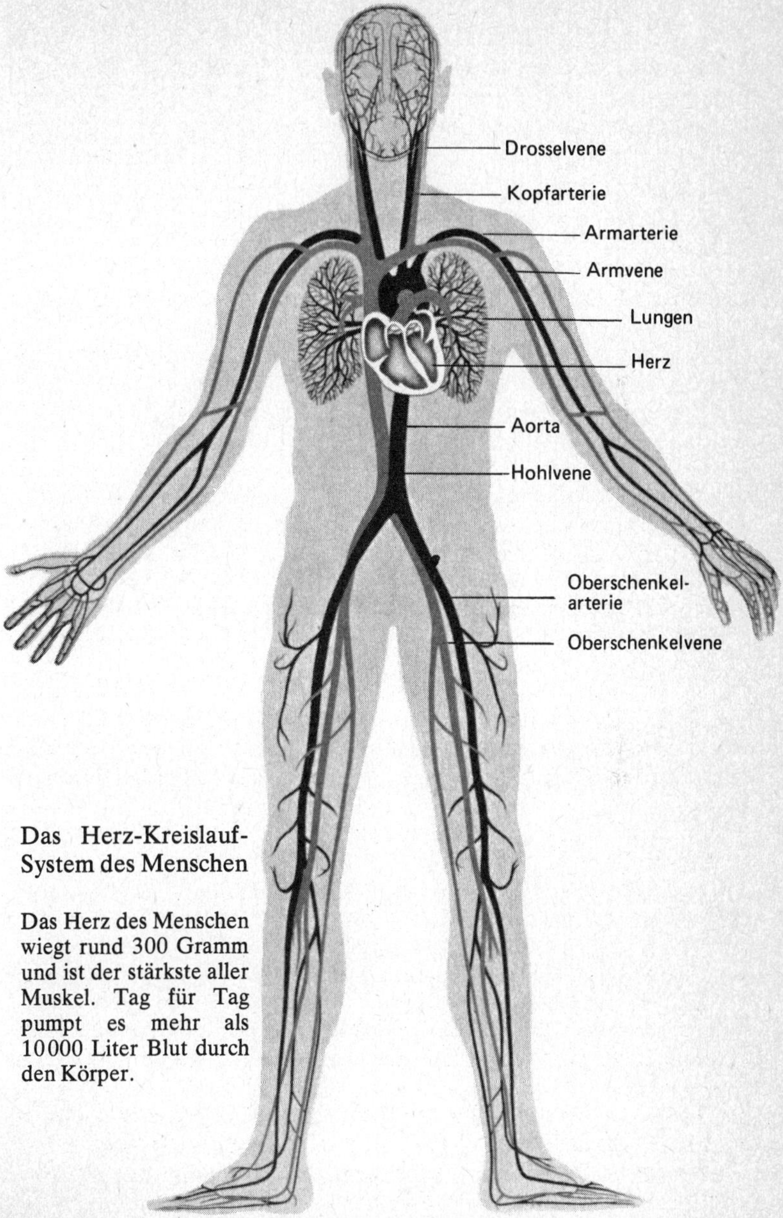

Das Herz-Kreislauf-System des Menschen

Das Herz des Menschen wiegt rund 300 Gramm und ist der stärkste aller Muskel. Tag für Tag pumpt es mehr als 10000 Liter Blut durch den Körper.

nischen Signale (Reize) in jeden Teil des Körpers fließen. Die Leitzentrale dieses Systems sind das Gehirn und das Rückenmark.
Während die Nervenzellen also nur einmal leben, teilen sich die weniger spezialisierten Zellen bis zu fünfzigmal. Dann erlischt auch ihre ‹Lebenskraft›. Der Körper stirbt ab, der Mensch altert.
Die Leistungsfähigkeit des Körpers nimmt von der Geburt an zunächst zu, weil die Zellen noch jung und unverbraucht sind. Das ganze System entwickelt sich erst langsam. Bis zum 12. Lebensjahr ist diese Steigerung bei Mädchen und Jungen etwa gleich hoch. Während und nach der Pubertät kommt es nur noch zu einer geringen Zunahme. Bei Mädchen ist die Entwicklung zwischen dem 16. und 17. Lebensjahr abgeschlossen, bei Jungen erst zwischen dem 18. und 23. Lebensjahr. Dieser Zustand der körperlichen Höchstleistungsfähigkeit dauert bis in das dritte Lebensjahrzehnt an. Dann beginnen die Zellen abzusterben, und das Leistungsvermögen läßt nach. Bereits bis zum 50. Lebensjahr verringert es sich bei Männern um etwa 30 Prozent; bei Frauen verläuft der Leistungsrückgang nicht so rapide.
Die genauen Ursachen des Alterns sind wissenschaftlich noch nicht genau erforscht. Nach einer Vielzahl von Beobachtungen und Hypothesen neigen die Mediziner heute dazu, die Gründe in den folgenden Punkten zu sehen:

1. Anhäufung schädlicher Abfallstoffe im Körper, die zur Selbstvergiftung führen;
2. Wasserverlust des Organismus;
3. Herabsetzung der Hormonproduktion;
4. Verlust des Schutzes der Zellen durch den Rückgang der Abwehrwirkung der Zellmembrane gegen Schadstoffe;
5. Häufung von Änderungen der Erbmasse in den Zellkernen (Mutationen) durch ‹Kopierfehler› bei der Zellteilung oder durch Schädigung der Erbanlagen (damit möglicher Verlust an lebensgerechten Zellfunktionen);
6. Nachlassen der Energieversorgung des Organismus, speziell durch den Abbau der Enzyme, die in den Zellen als Katalysatoren den Stoffwechselprozeß erst ermöglichen.

Die meisten dieser Vorgänge sind schicksalhaft – das ewige Leben hat noch kein Mensch erlangt.
Warum aber muß der eine Mensch schon mit 55 Jahren sterben, der andere dagegen erst mit 96? Die Antwort ist – pauschal gesagt – relativ einfach: Je reibungsloser und ökonomischer die Zellen arbeiten, desto länger bleibt ihre Funktionsfähigkeit erhalten. Dies hängt von zwei Faktoren ab.
Eine wichtige Rolle spielt die Erbmasse. Sie ist als Konstante zu betrachten, als unveränderbare Größe also. Wenn die Urgroßeltern, die

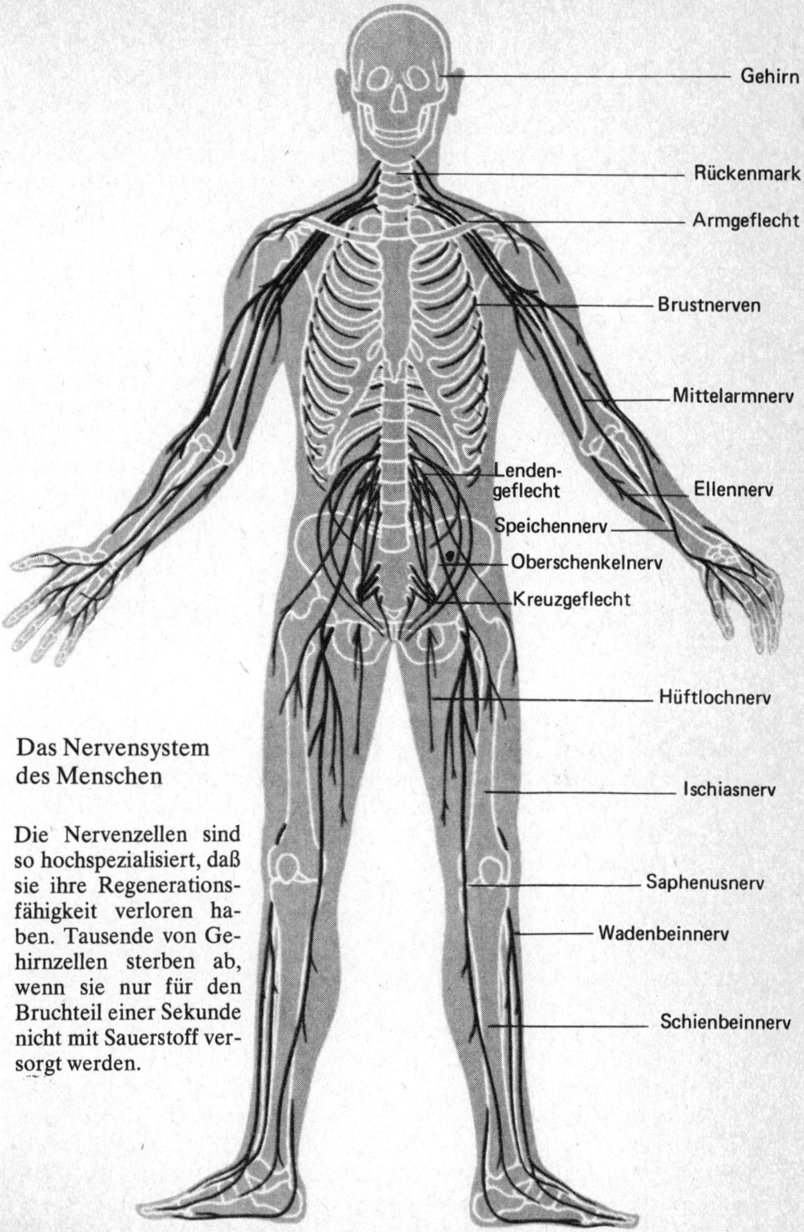

Das Nervensystem des Menschen

Die Nervenzellen sind so hochspezialisiert, daß sie ihre Regenerationsfähigkeit verloren haben. Tausende von Gehirnzellen sterben ab, wenn sie nur für den Bruchteil einer Sekunde nicht mit Sauerstoff versorgt werden.

Großeltern und die Eltern mütterlicher- und väterlicherseits selbst sehr alt geworden sind, dann ist die Wahrscheinlichkeit sehr groß, daß auch die Kinder ein überdurchschnittliches langes Leben erwarten können – weil die Erbmasse gesund und wahrscheinlich nur minimal geschädigt ist und der Alterungsprozeß der Zellen so ungestört und daher normal abläuft. Fehlentwicklungen oder Mutationen ziehen sofort und zwangsläufig eine Kettenreaktion anderer und zum Teil negativer Veränderungen nach sich.

Beeinflußbar ist dagegen der zweite Faktor, die Versorgung der Zellen mit Nährstoffen und Sauerstoff durch das Herz-Kreislauf-System. Hier kann und muß der Mensch ansetzen, wenn er sich seine körperliche Leistungsfähigkeit erhalten will. Gehen wir chronologisch vor.

1. Die Wissenschaft hat sehr genau herausgefunden, welche Nährstoffe der Körper in welchen Mengen täglich braucht. Ein Über- oder Unterangebot dieser Grundstoffe zeigt negative Folgen, wenn dieser Zustand auf Dauer beibehalten wird.

Die größte Gefahr geht heute von der Überernährung aus. Fettanlagerungen finden in allen Geweben des Körpers statt – der ‹runde Bauch› offenbart bereits eine kritische Phase. Der ‹Wohlstandsspeck› ist als sichtbares äußeres Zeichen die letzte Station in diesem Prozeß, nachdem alle anderen Fettspeicherungsmöglichkeiten nämlich schon weitgehend in Anspruch genommen worden sind. Fettzellen sind totes Gewebe und stören die aktiven Zellen bei der Arbeit. Ihr Abbau – ihre Rückführung in direkt verwertbare Nährstoffe – ist sehr kompliziert und mit einem hohen Energieaufwand verbunden. Jeder zweite Bundesbürger leidet an Symptomen der Überernährung.

Die erste Voraussetzung einer gesunden Lebensweise ist also eine den Bedürfnissen des Körpers entsprechende Nahrungsaufnahme.

2. Die aufbereitete Nahrung kann nur mit Hilfe des Sauerstoffs in den Zellen verbrannt werden. Wenn der Körper mehr Energie braucht, dann verlangt er auch nach mehr Sauerstoff. Dieser wird in den Lungen aus der Atemluft herausgefiltert und dem Hämoglobin in den roten Blutkörperchen angelagert. Im Blut des Menschen befinden sich rund 25 Billionen rote Blutkörperchen. Die Atmung durch die Haut nimmt nur einen unbedeutenden Prozentsatz ein. Bei andauernder geringer Sauerstoffaufnahme schränkt die Lunge ihre Funktionstüchtigkeit automatisch ein. Auch das Hämoglobin bildet sich entsprechend den Anforderungen zurück. Ohne die chemische Bindekraft des Hämoglobins würde das Blut nur so viel Sauerstoff aufnehmen können, wie für 2,5 Sekunden benötigt wird.

Die Folge ist, daß die Versorgung der Zellen mit Sauerstoff nachläßt und der Verbrennungsvorgang nur unvollständig ablaufen kann. Das führt zu einer Unterversorgung der Zellen, zu mangelhafter Energiebe-

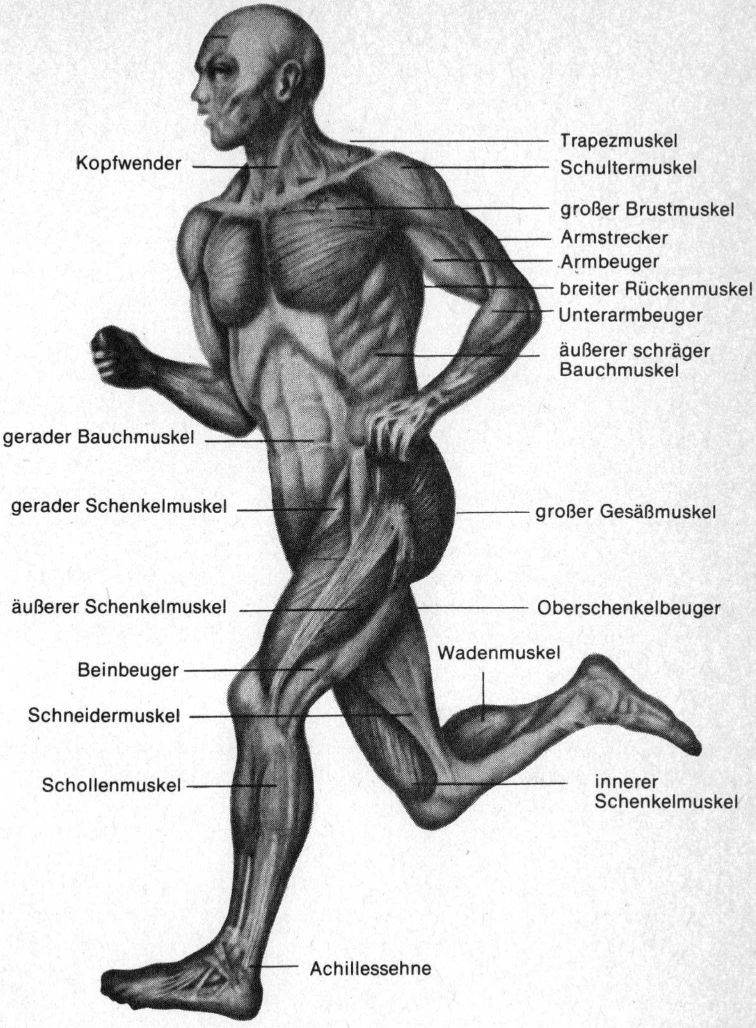

Die Muskulatur des Menschen

Die Aufgaben der Muskeln sind sehr vielfältig. Die Länge der Fasern reicht von 0,02 mm bis zu 15 cm bei einem Durchmesser von 0,002 mm bis zu 0,1 mm. Die Muskeln werden vom Zentralnervensystem aus gesteuert.

reitstellung und zu einer Anhäufung von schädlichen Stoffwechselprodukten im Körper, mithin zu einer schleichenden Selbstvergiftung.
Die zweite Voraussetzung einer gesunden Lebensweise ist also die Versorgung des Körpers mit reichlich Sauerstoff, damit der Stoffwechselprozeß nicht behindert oder eingeschränkt wird.
3. Das Blut wird durch die Pumpleistung des Herzens durch die Adern gepreßt. Diese Aufgabe kann das Herz aber nur dann gut erfüllen, wenn seine Muskelzellen selbst mit Sauerstoff versorgt werden und wenn der Muskel durch ständiges Training leistungsfähig bleibt. Auch das Adersystem – der Blutkreislauf – besteht aus einer elastischen Muskelsubstanz von großer Dehnbarkeit. Die Aderwände müssen einen hohen Druck aushalten.
Durch Ablagerungen von Fetten und Kalzium an den Wänden verlieren Herz- und Aderwände mit der Zeit an Elastizität; die Kapillarröhrchen verstopfen. Gleichzeitig behindern diese Ablagerungen die Abgabe des Sauerstoffs an die Zellen. Dieser Zustand wird von den Medizinern Arteriosklerose genannt. Sie ist eine der häufigsten Alterskrankheiten. Verhindert bzw. verzögert werden kann dieser Vorgang nur durch eine ständige Belastung des Herz-Kreislauf-Systems, indem der Blutfluß durch die Adern ein gewisses Tempo beibehält.
Die dritte Voraussetzung einer gesunden Lebensweise ist also das ständige Training von Herz und Kreislauf, damit die Bluttransportwege frei bleiben und die Körperzellen so reichlich mit Nährstoffen und Sauerstoff versorgt werden können.

Wer sich angemessen ernährt und seinen Körper fit hält, der hat auch die Chance, bis ins hohe Alter hinein leistungsfähig und gesund zu bleiben. Daß der Trablauf hierzu eine der besten Methoden ist, haben Mediziner längst bestätigt.

Die medizinischen Einflüsse des Trablaufens auf das Herz-Kreislauf-System

---

Laufen ist die natürlichste, gesündeste und preiswerteste Form der menschlichen Fortbewegung. Ein Blick auf die Liste der international ausgeübten Sportarten bestätigt, daß Laufen neben dem Schwimmen als einzige Disziplin angesehen werden kann, die ohne Hilfsmittel wie Ball, Turngerät, Diskus, Fahrrad oder Ruderboot auskommt. Als Grenzfälle können das Bodenturnen und das Tanzen gelten. Während das Bodenturnen aber nichts anderes ist als die Abfolge von unnatürlichen körperlichen Bewegungsabläufen – kein Mensch würde aus zwingendem Anlaß einen Salto wagen oder sich im Flick-Flack fortbewegen –, vollzieht sich im Tanzen – auch ohne Musik – die individuelle oder geforderte Aneinanderreihung von Bewegungsabläufen wie Gehen, Springen, Drehen und rhythmischen Ausdrucksformen durch Körper, Arme und Beine. Da selbst das Schwimmen ein zusätzliches Erlernen von nicht angeborenen Techniken voraussetzt (obwohl sich jeder Säugling aufgrund gewisser Schutzmechanismen eine kurze Zeit im Sinne des Wortes ‹über Wasser halten› kann), bleibt die oben aufgestellte These ohne grundlegenden Widerspruch.
Dennoch besteht kein Zweifel darüber, daß jede sportliche Betätigung positive Auswirkungen und Einflüsse auf das Herz-Kreislauf-System hat. Die gesundheitsunterstützende Wirksamkeit allerdings ist unterschiedlich. Die Grafik auf Seite 26 bestätigt dies. Danach darf der Freizeitsportler vom Trablaufen und vom Skilanglauf den größten gesundheitlichen Nutzeffekt erwarten. Ähnlich positiv wie beim Schwimmen und beim Kanusport sind die Einflüsse beim Rudern. Diese Sportart setzt aber eine sehr komplizierte Koordination von Arm-, Körper- und Beinbewegungen voraus, die Anfängern und Ungeübten sehr

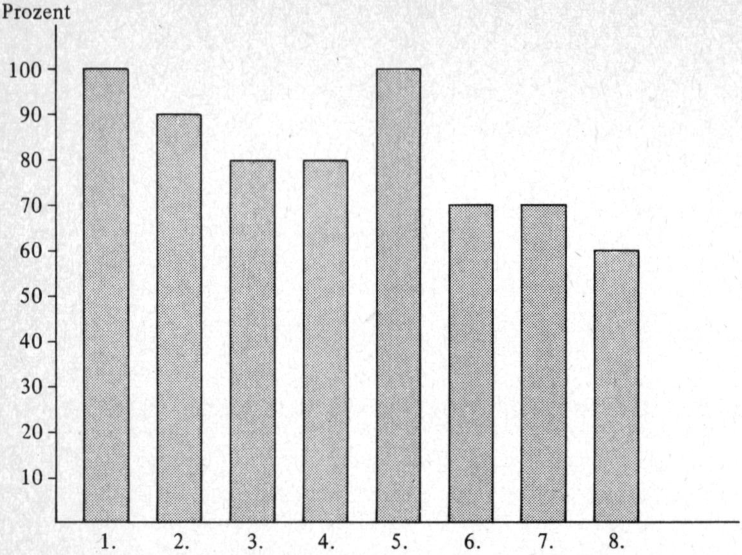

Der Einfluß verschiedener Sportarten auf Herz, Kreislauf und Atmung:

1. Trablaufen
2. Radfahren
3. Schwimmen
4. Kanu
5. Skilanglauf
6. Eisschnellauf
7. Fußball
8. Tennis

schwerfallen dürfte. Medizinische Untersuchungen weisen den Rudersportler jedoch als einen Athleten mit hohen und guten Herz- und Kreislaufwerten aus.

Welche direkten Auswirkungen hat das Trablaufen auf das Herz-Kreislauf-System und damit auf die Gesundheit des Menschen? – Als bekannt darf nunmehr vorausgesetzt werden, daß Krankheiten die Folge von Störungen unterschiedlichster Art im Körper selbst sind und daß das Leistungsvermögen dieses Körpers nach dem 30. Lebensjahr infolge von ‹Abnutzungserscheinungen› abnimmt. Die wichtigsten Ursachen dieses Leistungsabfalls sind:

1. Herz und Lunge
- Abnahme der maximal erreichbaren Herzschlagzahlen und des Schlagvolumens
- Abnahme des Gasaustauschvermögens der Lunge

2. Kreislauf
- Elastizitätsverlust der Arterienwände
- Abnahme der Kapillaren (Haargefäße) in der Muskulatur

3. Stoffwechsel

- Verringerung des Sauerstoffgehalts im Blut
- Abnahme der Leistungsfähigkeit der Skelettmuskulatur

4. Nervensystem
- allgemeine Abnahme der Informationsverarbeitung
- Abnahme der Koordination, der Reaktion und der geistigen Konzentration

5. Bewegungsapparat
- degenerative Veränderungen am Knorpelgewebe und in den Gelenken

6. Krankheiten
- Abnahme der Widerstandsfähigkeit des Körpers gegen Störungen im Organismus selbst und gegen Einflüsse aus der Umwelt
- Überernährung
- Konsum schädlicher Genußmittel (Tabak, Alkoholika)
- ständige Einnahme zahlreicher und unterschiedlich wirksamer Medikamente

Im einzelnen sollen diese Gliederungspunkte kurz erläutert und in Verbindung damit die positiven Einflüsse des Trablauftrainings aufgezeigt werden.

Herz und Lunge

Der Herzmuskel ist der Motor und die Antriebskraft allen Lebens im menschlichen Körper. Er beginnt seine Arbeit im Mutterleib und setzt

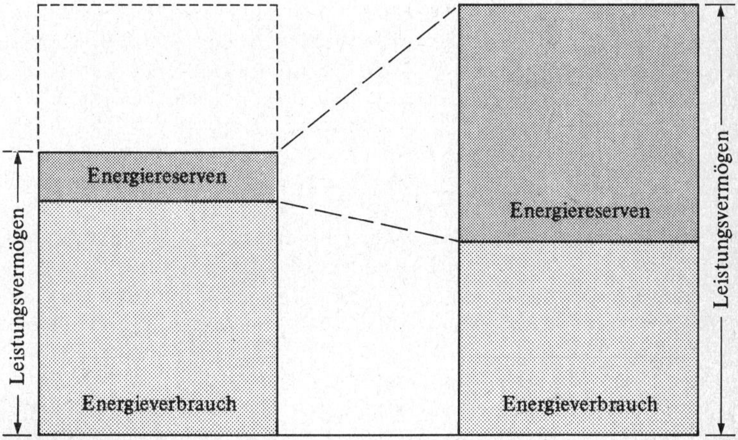

Energieverbrauch und Leistungsreserven bei gleicher Tätigkeit; links eine untrainierte, rechts eine ausdauertrainierte Person.

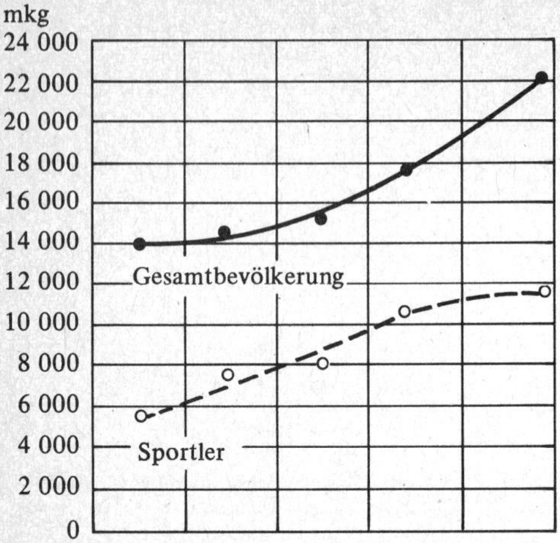

Herzarbeit in 24 Stunden bei gut trainierten Dauerleistungssportlern und bei der Gesamtbevölkerung. Der Energieaufwand bei Körperruhe ist beim trainierten Menschen um mehr als die Hälfte gesenkt.

seine Tätigkeit präzise, gesteuert vom vegetativen Nervensystem, bis zum Tode fort. Das Herz wiegt im Durchschnitt 300 Gramm. Die Größe schwankt zwischen 600 und 700 Kubikzentimeter. Die Leistung wird mit etwa 0,25 PS angegeben. Durch das ständige Zusammenziehen und Entspannen des Herzmuskels wird das in den Blutgefäßen befindliche Blut angesogen und wieder herausgepreßt. Bei jedem Herzschlag beträgt diese Pumpleistung zwischen 70 und 100 Milliliter (0,1 Liter). In jeder Minute des Lebens zieht sich das Herz im körperlichen Ruhezustand rund 70mal zusammen und entspannt sich wieder.

Das Herz eines Ausdauer-Spitzensportlers ist dagegen viel schwerer, größer und arbeitet ökonomischer. Der Medizin sind Athleten bekannt, deren Herzen mehr als 500 Gramm wiegen, deren Herzvolumen die 1400-Kubikzentimeter-Marke überschreiten und die einen Puls (Herzschlag) von 30 Schlägen pro Minute aufweisen. Die Pumpleistung (Schlagvolumen) liegt erheblich über der 100-Milliliter-Grenze. – Schon diese Zahlen beweisen, daß das Herz eines Sportlers sehr leistungs- und anpassungsfähig ist. Plötzlich auftretende Belastungen können von einem trainierten Muskel leichter und schneller verkraftet werden.

Man hat das Herz immer wieder mit dem Automotor verglichen. An einem Beispiel lassen sich Konstruktion und Wirkungsweise recht einleuchtend darstellen. Der kleine Motor eines Mittelklassewagens ist von seinen Konstrukteuren künstlich in der Leistung hochgezüchtet

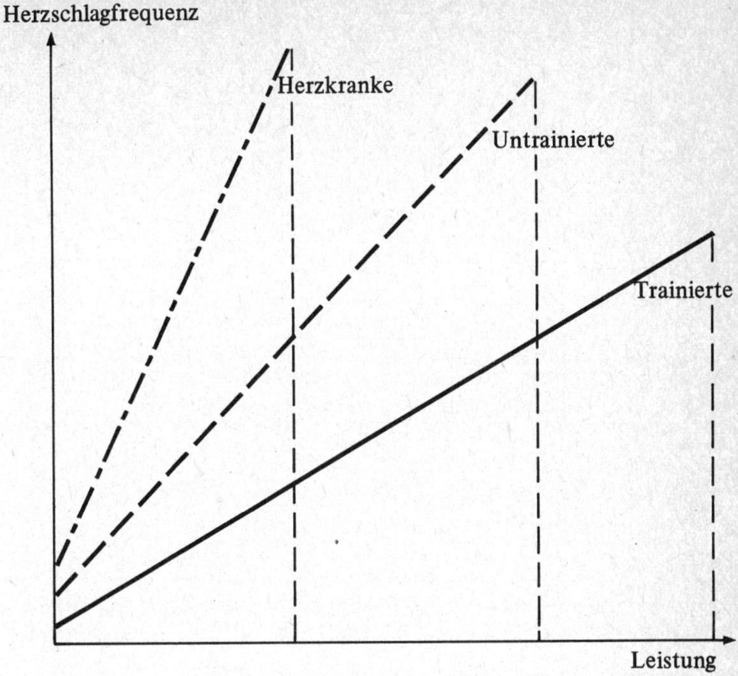

Abhängigkeit der Leistung von der dabei erreichten Herzschlagfrequenz

worden, damit er ähnliche Werte vorweisen kann wie eine größere Antriebsmaschine. Dies erfolgt zwangsläufig auf Kosten der Lebensdauer. Der kleine Motor gibt seinen ‹Geist› nach 80000 bis 100000 Fahrkilometern auf, wobei ein ‹vernünftiges› Fahren im mittleren Drehzahlbereich bei gleichzeitiger Vermeidung von ständigen ‹Sprinteinlagen› den Kauf eines Austauschmotors noch einige Zeit hinauszuschieben vermag.

Im Gegensatz dazu verfügt der Dieselmotor über einen relativ großen Hubraum und eine geringere Spitzenleistung. Diese ist dann aber als Dauerleistung angegeben, die über Hunderte von Kilometern gefahren werden kann. Die Lebensdauer eines Dieselmotors liegt bei weit über 200000 Fahrkilometern. Wenn man nun die Worte ‹kleiner Motor› durch ‹das Herz eines untrainierten Menschen› und ‹Dieselmotor› durch ‹das Herz eines Ausdauersportlers› ersetzt, dann dürften die unterschiedlichen Wirkungsweisen klar auf der Hand liegen. Die folgende Tabelle veranschaulicht dies noch einmal:

	untrainiertes Herz	trainiertes Herz
Ruhepuls pro Minute	70	50
in einer Stunde	4200	3000
an einem Tag	100800	72000
in einem Jahr	36792000	26280000
in 70 Jahren	2575440000	1639600000

Unter der Annahme, daß beide Herzen pro Minute das gleiche Schlagvolumen aufweisen, hat das trainierte Herz bei gleichem Pensum wie das untrainierte Herz im Laufe von 70 Jahren mehr als 935 Millionen Schläge weniger getan. Führt man dieses rein theoretische Beispiel weiter, würde das Herz des trainierten Menschen erst nach weiteren 3,56 Jahren (also mit 73 Jahren und sieben Monaten) die Leistung des 70jährigen Menschen mit untrainiertem Herzen erreichen.
Das trainierte Herz leistet also bei gleicher oder größerer Effektivität wie das untrainierte Herz weniger Arbeit. Damit hat es auch mehr Zeit, sich zwischen den Schlägen zu erholen und sich besser mit Nährstoffen zu versorgen. Das untrainierte Herz dagegen hat nicht nur die größere Arbeit; es ist in seiner Leistungsfähigkeit auch begrenzt und durch die mangelhafte Blut- und Nährstoffversorgung anfälliger.
Der große Vorteil des Herzmuskels ist, daß er sich den an ihn gestellten Anforderungen anpaßt. Dies geschieht schon im Kindes- und Jugendalter und auch noch jenseits des 40. Lebensjahres. Als Nachteil muß dagegen die Tatsache bewertet werden, daß der Muskel sich bei nachlassender Anforderung mit der Zeit wieder zurückbildet und Normalmaß annimmt. Mediziner warnen Hochleistungssportler deshalb davor, das Training nach dem Ende der Karriere sofort abzubrechen, da Herz und Kreislauf in diesem Fall von einem Extrem in das andere fallen. Sie empfehlen, während einer Übergangsphase die körperlichen Belastungen gleichmäßig abzubauen (dosiertes Abtraining). Das beste wäre natürlich, sich die Funktions- und Leistungsfähigkeit des Herzens als Freizeitsportler durch Ausdauersport wie Trablaufen zu erhalten.
Noch heute wird das große ‹Sportlerherz› von manchen Ärzten oft als krank und schädlich bezeichnet. Mit dieser irrigen Annahme setzte sich schon 1898 der schwedische Mediziner S. E. Henschen auseinander, als er eine Arbeit über den organischen Anpassungsprozeß des Athleten beim Skilanglauf publizierte. Henschens Ergebnisse sind tausendfach bestätigt und untermauert worden. Statt ‹Sportlerherz› sprechen die Mediziner lieber vom besonders angepaßten ‹Leistungsherz› – im Gegensatz zu schlaffen ‹Büro›- oder ‹Faulenzerherz›.
Ähnlich anpassungsfähig wie das Herz ist die Lunge, das Atmungsorgan des Menschen. In Ruhelage werden mit jedem Atemzug rund 500

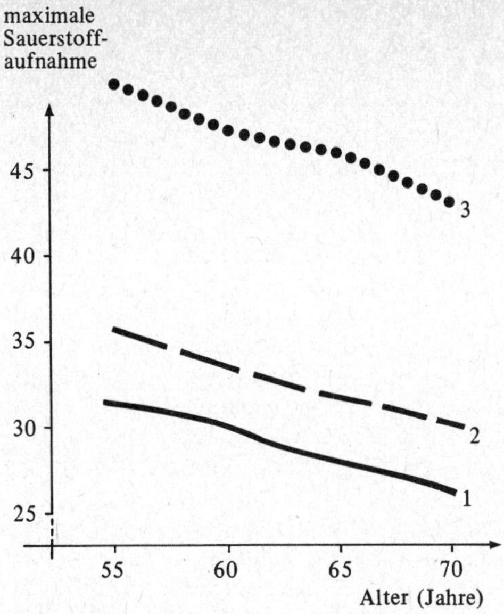

Maximale Sauerstoffaufnahme pro Kilogramm Körpergewicht bei
1: untrainierten Personen
2: trainierten Personen nach 10- bis 12wöchigem intensiven Ausdauertraining
3: bei Langstreckenläufern, die seit ihrer Jugend ein Ausdauertraining absolvieren

Kubikzentimeter Luft ein- und ausgeatmet – in einer Minute sind es 16 Atmungen mit etwa acht Litern Luft. Vier Fünftel der Luft sind für den Menschen unbrauchbar, weil es sich um Stickstoff und geringe Mengen von Edelgasen handelt. Der Rest – bei acht Litern sind es 1,6 Liter – ist der lebenswichtige Sauerstoff. Die Menge der aufgenommenen Luft hängt vom Fassungsvermögen der Lunge ab. Der Mediziner spricht von der Vitalkapazität. Sie beträgt beim untrainierten Menschen 2,5 bis 3 Liter und beim Ausdauersportler fünf bis sechs Liter. Beim spezialisierten Spitzensportler liegen die Werte noch höher.

Eine wichtige Rolle spielt die Atemtechnik. Bei reiner Brust- oder Flachatmung füllen sich die beiden Lungenflügel im Gegensatz zur kombinierten Brust- und Bauchatmung nur zur Hälfte. Schnelles, hektisches Atmen erreicht deshalb bei weitem nicht den Wirkungsgrad von ruhigem und gleichmäßig tiefem Ein- und Ausatmen. Der Sauerstoffverbrauch des Körpers wächst mit der Energiebereitstellung, also mit dem Arbeitsaufwand der Muskeln. Dies sieht pro Minute so aus:

	Luftaufnahme	Sauerstoffaufnahme
Ruhe	ca. 8 Liter	ca. 1,6 Liter
Sitzen	ca. 12 Liter	ca. 2,4 Liter
Gehen	ca. 16 Liter	ca. 3,2 Liter
Trablaufen	30–50 Liter	6–10 Liter
Leistungssportler	80 Liter und mehr	16 Liter und mehr

Eigentlich würden die in Ruhelage aufgenommenen 1,6 Liter Sauerstoff zur vollständigen Verbrennung der Nährstoffe in den Zellen ausreichen – wenn diese 1,6 Liter tatsächlich in der Lunge an das Blut abgegeben und so über den Sauerstoffträger Hämoglobin an den Bestimmungsort gelängen. Dies ist aber nicht so. Nur 25 Prozent des mit der Atemluft aufgenommenen Sauerstoffs kommen in jeder Minute in den Blutkreislauf. Die restlichen 75 Prozent werden zusammen mit dem Stickstoff, den Edelgasen und dem vom Körper abgegebenen Kohlendioxid (CO_2 – als ein Abfallprodukt des Stoffwechsels in den Zellen) wieder ausgeatmet.
Die Rechenaufgabe ist einfach: um 1,6 Liter Sauerstoff in den Blutkreislauf zu bringen, müssen 6,4 Liter Sauerstoff und damit 32 Liter Atemluft aufgenommen werden. Diese Menge wird schon dann durch die Lunge geschleust, wenn der Mensch einen gemütlichen Trablauf absolviert.
Damit wäre eine positive Eigenschaft des Trablaufens in bezug auf die optimale Sauerstoffaufnahme genannt. Die zweite folgt automatisch. Durch das Lauftraining vergrößert sich das Lungenvolumen; die Lungenbläschen werden leistungsfähiger, indem sie auch in Ruhestellung mehr Sauerstoff an das Blut abgeben. Als dritte positive Eigenschaft ist die Atemreserve zu nennen: Man kommt auch bei Kurzzeitbelastungen – wie Treppensteigen – nicht so schnell aus der ‹Puste›.

Kreislauf

Hauptaufgabe des Blutkreislaufs ist es, das Körpergewebe mit Nährstoffen und Sauerstoff zu versorgen. Das setzt ein wirkungsvolles Adernsystem und ein ausreichendes Blutvolumen voraus. Die bedarfsgerechte Verteilung des Blutes verläuft nach rein physikalischen Gesichtspunkten. Das Blut sucht sich immer den Weg des geringsten Widerstands, und zwar dort, wo die Gefäße am weitesten sind.
Nach der Funktion der Blutgefäße wird zwischen Arterien und Venen unterschieden. Die Arterien (Schlagadern) führen das nähr- und sauerstoffangereicherte Blut vom Herzen fort. Über die Arteriolen gelangt

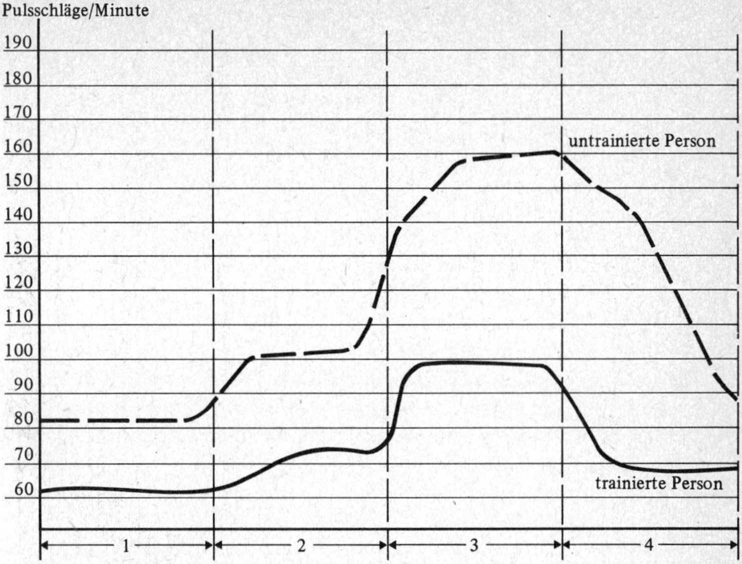

Veränderung der Herzschlagfrequenz bei körperlicher Belastung zwischen einer trainierten und einer untrainierten Person
1: Ruhepuls im Liegen (Ruhewert)
2: Puls im Stehen
3: Pulsanstieg bei gleichmäßiger körperlicher Arbeit
4: Rückkehr des Puls zum Ruhewert nach Beendigung der Arbeit (Pulsnormalisierung)

es in die Muskeln und Organe, wo es dann über die Kapillaren (Haargefäße) den Bestimmungsort erreicht.
In den Kapillaren vollzieht sich der Austausch der Stoffwechselprodukte. Obwohl die Länge eines Haargefäßes kaum einen Millimeter erreicht, summiert sich die Länge des gesamten Gefäßnetzes auf rund 100000 Kilometer. Über die Venen fließt das mit den Abfallstoffen angereicherte Blut zum Herzmuskel zurück. – Das frische Arterienblut hat eine hellrote Farbe (sauerstoffangereichert), das verbrauchte Venenblut eine dunkelrote Farbe (schadstoffangereichert).
Die Hauptschlagader (Aorta) und die Arterien unterstützen durch ihre Elastizität und Dehnbarkeit die Arbeit des Herzens. Das unter Druck ausgestoßene Blut verringert seine Strömungsgeschwindigkeit durch die Arbeit der Adern (Windkesselfunktion) nur langsam. So kann es letztlich auch den Widerstand der engen Kapillaren überwinden. Durch Ablagerungen an den Innenwänden und durch auftretende Abnutzungserscheinungen verlieren die Arterien mit der Zeit ihre herzunter-

stützenden Fähigkeiten. Sie werden starr und unelastisch. Das Herz versucht dieses Manko durch Mehrarbeit auszugleichen. Damit erhöht sich der Blutdruck. Dauernder Bluthochdruck aber verändert die Innenwände der Arterien nur noch mehr. Dieser krankhafte Vorgang im Bereich des Gefäßsystems wird Arteriosklerose genannt. Dem kann durch körperliche Bewegung wie Trablaufen abgeholfen werden. Gleichzeitig senkt sich dabei der Blutdruck und ökonomisiert somit die Herzarbeit vor allem in der Ruhephase und bei leichteren Belastungen.
Vor dem Kapillarsystem hat sich der Blutdruck auf ein Viertel des Ursprungswertes verringert (20 bis 40 mmHg im Gegensatz zu 110 bis 130 mmHg). Fällt er jedoch auf Werte unter 20 mmHg ab, kommt es zu Zirkulationsstörungen des Blutes. Es erreicht die Muskelzellen nur schwer oder überhaupt nicht mehr. Die Zellen werden also unterversorgt, und ihre Leistungsfähigkeit nimmt ab. Der Druck in den Venen ist im Vergleich zum arteriellen System geringer (70 bis 90 mmHg im Gegensatz zu 110 bis 130 mmHg). Er allein reicht nicht aus, um das Blut zum Herzen zurückzubefördern. Das wird mit Hilfe dreier Mechanismen erreicht: zum einen durch die Sogwirkung des im Brustraum des Menschen herrschenden Unterdrucks, dann durch die Funktionsweise der in diesen Adern ringförmig angelegten Venenklappen (Förderkorbeffekt) und schließlich durch die wirkungsvolle Unterstützung der Körpermuskulatur (Muskelpumpe).
Bewegungsmangel und schlaffe Muskulatur beeinflussen die Arbeit der Venenklappen negativ. Sie können ihre Hauptaufgabe, das Zurückfließen des Blutes zu verhindern, nicht mehr reibungslos erfüllen. So fließt das venöse Blut immer häufiger ‹in die verkehrte Richtung›. Die Folge sind Blutstauungen in den Armen und Beinen (Krampfadern) und Kreislaufstörungen.
Ausdauersportarten wie das Trablaufen regen den Körper zudem zu einer höheren Blutproduktion an. Es sind Werte von sieben und mehr Litern gemessen worden. Dies bedeutet gleichzeitig, daß sich die Zahl der roten Blutkörperchen erhöht. Damit kann auch mehr Sauerstoff aufgenommen und zu den Muskeln transportiert werden.

Stoffwechsel

Das Leben ist im biochemischen Sinne letztlich nichts anderes als die fortwährende Abfolge komplizierter und aufeinander abgestimmter chemischer Aktionen und Reaktionen. Dieser Prozeß wird mit Stoffwechsel bezeichnet. Im Körper der Menschen findet ein ständiger Auf- und Abbau von organischen Substanzen statt. Dieser dauernde Strom von Materie schließt den Umbau von Organen und Gewebesystemen

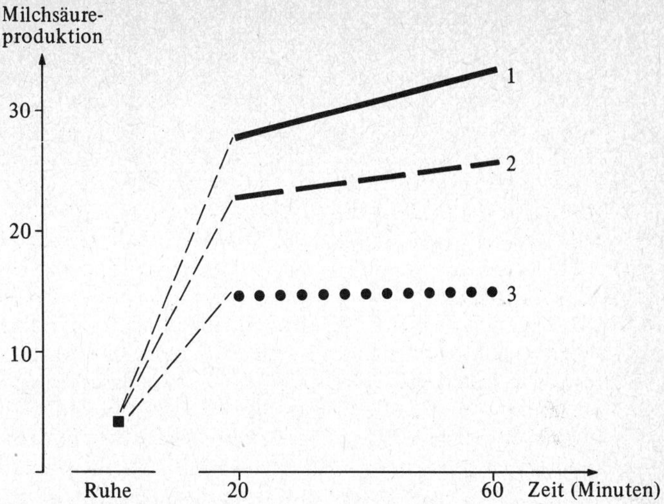

Das Verhalten des Milchsäurespiegels im Blut vor und nach dem Ausdauertraining bei
1: untrainierten Personen
2: trainierten Personen nach 10- bis 12wöchigem intensiven Ausdauertraining
3: bei Langstreckenläufern, die seit ihrer Jugend ein Ausdauertraining absolvieren

ein. So werden zum Beispiel 50 Prozent der Leberzellen innerhalb von vierzehn Tagen durch neue ersetzt. Im Blut sterben in jeder Sekunde rund acht Millionen Zellen ab. Dieses Defizit muß in der gleichen Zeiteinheit behoben werden. Am Aufbau des menschlichen Organismus sind hauptsächlich die folgenden 18 chemischen Grundelemente beteiligt:

Kohlenstoff (C)	Kalium (K)
Wasserstoff (H)	Magnesium (Mg)
Sauerstoff (O)	Kalzium (Ca)
Stickstoff (N)	Eisen (Fe)
Schwefel (S)	Fluor (F)
Phosphor (P)	Silicium (Si)
Chlor (Cl)	Kupfer (Cu)
Jod (J)	Kobalt (Co)
Natrium (Na)	Zink (Zn)

Neben diesen 18 Elementen und ihren Verbindungen kommen im menschlichen Körper noch Spuren weiterer Elemente (Spurenelemente) vor.

Es gibt allerdings auch chemische Elemente, die den Körper schädigen, weil sie die Zellatmung stören. Dazu gehört das Schwermetall Blei, das man in geringer Konzentration zur Klopffestigkeit dem Motorenbenzin beigibt. Das Blei wird im Motor allerdings nicht verbrannt (umgebaut), sondern zusammen mit den Auspuffgasen wieder ausgeschieden. Diese Auspuffgase der Automobile sind übrigens zu 30 Prozent an der Verunreinigung der Luft beteiligt. Neben dem lebensgefährlichen Blei enthalten sie unter anderem den krebserzeugenden Stoff Benzpyren und das giftige Gas Kohlenmonoxid (CO). Diese Schadstoffe greifen existenzgefährdend in den Stoffwechselprozeß des Körpers ein, werden aber nach Möglichkeit sofort wieder ausgeschieden (Abwehrmechanismus). Medizinische Untersuchungen ergaben, daß durch körperliche Bewegung und als Folge davon durch den abgesonderten Schweiß über die Hautporen im Gegensatz zur natürlichen Ausscheidung (Urin) die achtfache Menge des im Körper befindlichen Bleis freigesetzt wird.

Um sich am Leben zu erhalten, muß der Körper zu jeder Sekunde ein Mindestmaß an Energie bereitstellen. Dieser Grundumsatz ist abhängig vom Körpergewicht, von der Körperlänge, vom Alter sowie von der Körper- und Außentemperatur. Bei einer Außentemperatur von 20 Grad und einer normalen Körpertemperatur von 36,8 Grad beträgt der Energiegrundumsatz bei einem erwachsenen Menschen am Tag rund 1700 Kalorien. 60 Prozent davon dienen zur Aufrechterhaltung der Körpertemperatur, die restlichen 40 Prozent werden zur Aufrechterhaltung der lebenswichtigen Körperfunktionen gebraucht. Der Grundumsatz bei Frauen liegt niedriger als bei Männern. Bei Kindern ist er am höchsten und sinkt dann im Alter infolge der herabgesetzten Funktionen des Stoffwechsels und der Verminderung der Muskulatur auf etwa zwei Drittel des ursprünglichen Energiebedarfs ab.

Je nach Intensität der körperlichen Arbeit wächst der zusätzliche Energiebedarf an. Am Energieumsatz sind Muskeln und Organe unterschiedlich beteiligt. Der Hauptprozentsatz der Verbrennungsvorgänge geht aber in den Muskeln vor sich. Im Ruhezustand stellen sie rund 40 Prozent der benötigten Energie zur Verfügung. Bei körperlicher Arbeit steigt der Anteil bis auf 70 Prozent. Bei großen körperlichen Anstrengungen spielen sich sogar über 90 Prozent des gesamten Stoffwechsels in den Muskelzellen ab. Die Muskulatur kann daher mit Recht als das Hauptstoffwechselorgan bezeichnet werden.

Damit die Muskelzellen diese Aufgabe der wechselnden Belastungen erfüllen können, müssen sie entsprechend vorbereitet und trainiert sein. Sie haben deshalb einen unterschiedlichen Faser- und Enzymaufbau. Man unterscheidet schnelle und langsame Muskelfasern. Während die Kraft- und Schnellkraftsportler überwiegend auf die schnellen Muskelfasern zurückgreifen, besitzen Ausdauersportler mehr langsame Muskelfasern.

Der Unterschied zwischen diesen beiden Fasertypen besteht darin, daß

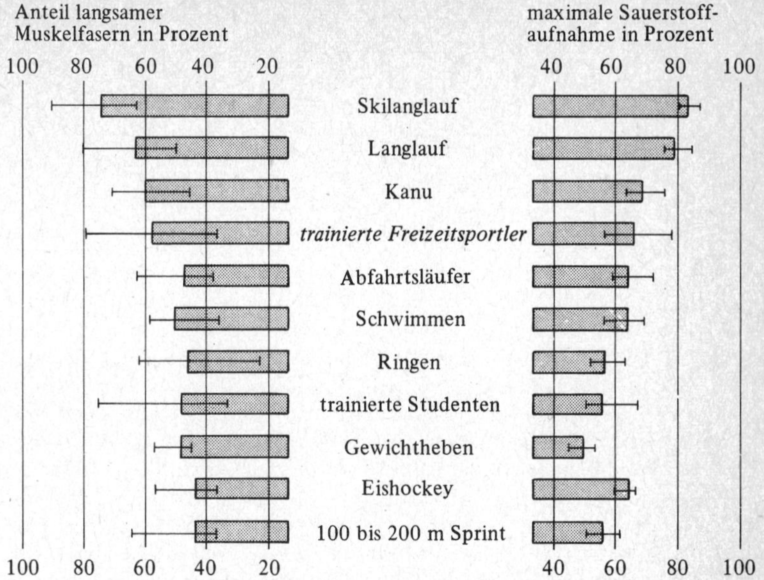

Prozentualer Anteil der langsamen Muskelfasern sowie maximale Sauerstoffaufnahme bei Sportlern verschiedener Sportarten

die schnellen Muskeln sofort und unter Umständen auch ohne ausreichende Sauerstoffversorgung einen Verbrennungsvorgang einleiten, während die langsamen Fasern nur bei hoher oder maximaler Sauerstoffaufnahme arbeiten können. Während die schnellen Fasern leicht ermüden, weisen die langsamen Fasern eine hohe physische Arbeitsintensität auf, ohne dabei an Leistungsvermögen zu verlieren.

Als ein zuverlässiges Beurteilungskriterium der Leistungsfähigkeit von Muskelzellen ist der Sauerstoffverbrauch genannt worden. Eine zweite wissenschaftlich exakt zu beurteilende Bezugsbasis stellt die Messung des Stoffwechselabfallprodukts Milchsäure (Lactat) dar, das bei der nicht vollständigen Energieumwandlung durch die Halbierung von Traubenzuckermolekülen entsteht.

Die Milchsäure fällt gehäuft bei spontaner und Schnellkraftarbeit an, wenn also die schnellen Muskeln in Aktion treten. Sie können mit der Energiegewinnung schon Bruchteile von Sekunden nach dem erfolgten Befehl durch das Nervensystem beginnen. Zu diesem Zeitpunkt ist der Kreislauf aber noch nicht auf die zu erwartende Belastung eingestellt und kann demzufolge die benötigten Sauerstoffmengen nicht sofort zur Verfügung stellen. Die Muskelzellen arbeiten auf Sauerstoffvorrat oder, anders ausgedrückt: unter Sauerstoffschuld. Dies wird in der Medizin und in der Trainingslehre als *anaerobe* Arbeit bezeichnet, bei der wegen der unvollständigen Verbrennung viel Milchsäure entsteht. Die Zellen sind übersäuert und haben es dadurch noch schwerer, einigermaßen ökonomisch zu arbeiten.

Ein 100-Meter-Läufer etwa setzt 95 Prozent seiner Energie durch anaerobe Arbeit frei. Der Übersäuerungsprozeß beginnt schon zwischen 60 und 70 Metern negativ zu wirken. Bei den meisten Sprintern erfolgt deshalb gegen Ende der Laufstrecke ein Leistungsabfall, der durch spezielles Training aber verringert werden kann. Nach der Belastung müssen in jedem Fall die entstandene Milchsäure völlig verbrannt und die eingegangene Sauerstoffschuld beseitigt werden. Die Übersäuerung der Muskulatur macht sich bei Untrainierten oft als ‹Muskelkater› bemerkbar.

Im Gegensatz dazu arbeiten die langsamen Muskelfasern nach dem Gleichgewichtsprinzip (*steady state*): Den Zellen wird durch das Blut gerade so viel Sauerstoff zugeführt, wie sie zum Verbrennungsvorgang benötigen. Dies wird als *aerobe* Arbeit bezeichnet. Da sie völlig ökonomisch verläuft, könnte diese Belastungsintensität theoretisch zeitlich unbeschränkt durchgeführt werden. Die Dauerleistung ist jene Belastung, die längere Zeit ohne Anstieg der Pulsfrequenz während der Arbeit möglich ist. Die Dauerleistungsgrenze liegt nach wissenschaftlichen Untersuchungen bei einem 40jährigen Menschen bei rund 130 Pulsschlägen pro Minute. Der Trablauf als Ausdauersportart nach dem *steady state*-Prinzip hält sich genau an diese Regel.

Beim Trablaufen wird der Kreislauf nicht überfordert, der Milchsäurespiegel im venösen Blut erreicht keine kritischen Werte; die Muskelzellen werden ausreichend mit Sauerstoff versorgt, und die Verbrennung (Oxydation) verläuft völlig ausgeglichen. Außerdem erfolgt eine extreme Umverteilung des Blutstroms. Während in der körperlichen Ruhelage nur etwa 20 Prozent des Blutes durch die Muskeln fließen, kommt bei Belastung etwa 80 Prozent der Gesamtdurchströmung den arbeitenden Muskelzellen zugute. Die lokale Durchblutung der Muskelgruppen nimmt auf das 15- bis 20fache zu. Gleichzeitig erhöht sich die Zahl der Kapillaren um das 30- bis 50fache, ihre Gesamtoberfläche steigt durch die Kapillarerweiterung auf das 100fache.

All dies hat positive Auswirkungen nicht nur auf die Leistungsfähigkeit der Muskeln, sondern auf die des gesamten Körpers. Durch den erzielten Trainingseffekt setzt zum Beispiel die gesteigerte Milchsäurebildung erst bei höheren Belastungsstufen ein. Sie beginnt nicht schon mit 65 Prozent des individuellen Leistungsmaximums, sondern erst bei 85 Prozent.

Trablauftrainierte Menschen sind den Anforderungen des Lebens viel besser gewachsen als untrainierte. Man darf sie aus gutem Grund als körperlich gesunde Menschen bezeichnen, die auch unter zeitweise extremen Belastungen keinen organischen Schaden davontragen.

Es sei noch darauf hingewiesen, daß der kindliche und der jugendliche Organismus für außerordentliche anaerobe Belastungen noch nicht ausreichend entwickelt ist. Die Bereitstellung von kurzfristig lieferbarer Energie hängt auch von der Willensstärke des Menschen ab. Er kämpft sozusagen mit letztem Einsatz und zwingt die Muskeln, trotz gesteigerter Übersäuerung weiterzuarbeiten. Dies kann schließlich zum körperlichen Zusammenbruch führen. Bei Kindern und Jugendlichen löst die beginnende Übersäuerung einen Schutzmechanismus aus, der mit dem Willen allein noch nicht außer Kraft gesetzt werden kann. Er schränkt die Belastung automatisch ein oder bricht sie ganz ab. Nach einer kurzen Erholungsphase sind die Kinder dann zu einer erneuten Belastung bereit. Kinder und Jugendliche dürfen deshalb nicht gegen ihren Willen – gegen ihren Schutzmechanismus – zum Weiterlaufen angetrieben werden.

Wie das Herz, die Lunge und das Kreislaufsystem schränken auch die Muskeln bei Inaktivität ihre Leistungsfähigkeit ein. Die Rückbildung von antrainierter Muskelkraft und antrainierter Ausdauer geschieht sehr schnell. So büßten Versuchspersonen, die drei Wochen untätig im Bett verbrachten, 50 Prozent ihrer Muskelkraft und 30 Prozent ihrer Herzkraft ein. Bedenkt man überdies, daß die relativ untätige Muskelmasse vom 20. bis zum 70. Lebensjahr ohnehin eine Abnahme um rund 40 Prozent erfährt und zusätzlich an Elastizität, Wasser und Mineralien verliert, dann sollte dem folgenden Satz besondere Beachtung geschenkt werden: Trainingsunterbrechungen behindern nicht nur die kontinuierliche Leistungssteigerung und verlangsamen das Entwicklungstempo; sie können auch zum Rückschritt führen und einen ganz neuen Anfang erzwingen.

Nervensystem

Das Nervensystem ist die Schaltzentrale aller Lebensvorgänge. Die von ihm ausgehenden elektrischen Impulse steuern in Zusammenarbeit mit den Hormonen automatisch und ohne Beeinflussung von außen die Innenwelt des Organismus (vegetatives Nervensystem) und leiten die durch die Umwelt einwirkenden Einflüsse weiter (animalisches Nervensystem). Das animalische System wird in das Zentralnervensystem (Gehirn und Rückenmark) und in das periphere Nervensystem (die sich vom Zentralnervensystem über den ganzen Körper erstreckenden Nerven) unterteilt.

Das Nervensystem besteht aus hochspezialisierten Zellen, die besonders stark auf eine ausreichende Nährstoff- und Sauerstoffversorgung angewiesen sind. Da sie sich nicht neu bilden können, bedeutet der Verlust einer jeden Nervenzelle die schrittweise Einschränkung der Funktionsfähigkeit. Das Gehirn ist dabei besonders empfindlich. Schon der Sauerstoffversorgungsengpaß von wenigen zehntel Sekunden bewirkt das Absterben von Tausenden Zellen. Die von ihnen ausgeübte Steuerungstätigkeit kann nicht oder nur nach einem zeitraubenden Anpassungsprozeß von anderen Zellen übernommen werden.
Auch das Nervensystem ist trainierbar und kann dadurch länger leistungsfähig bleiben. Das vegetative Nervensystem zum Beispiel spielt bei der durch Ausdauertraining bewirkten Herzerweiterung eine entscheidende Rolle. Gleichzeitig beeinflußt es die Erholungsfähigkeit des Körpers und reguliert den Stoffwechsel, den Kreislauf und die Atmung. Über das animalische Nervensystem läuft die gesamte Koordination der Körperbewegungen. Im Gehirn gibt es Zentren, die für Arm-, Hand-, Finger-, Schulter-, Rumpf- und Beinbewegungen zuständig sind. Auch diese Zentren müssen ständig trainiert werden, um ‹in Übung› zu bleiben. Das gleiche trifft auf die unbewußten Reaktionen und auf die Reaktionszeit zu. Letztlich profitiert das ganze Gehirn von einer guten Durchblutung. Die geistige Rüstigkeit älterer Freizeitlangstreckenläufer ist erstaunlich.
Ein Kapitel für sich wäre die nervliche Überbelastung im Beruf – Stress genannt. Hier beteiligt sich der gesamte Körper – einschließlich des Herz-Kreislauf-Systems – an den negativen Folgeerscheinungen wie Nervosität, Abgespanntheit und sogar Herzinfarkt. Diese Risikofaktoren können durch ein gut trainiertes Nervensystem verringert werden. Nicht zuletzt kommt dem seelischen Gleichgewicht eine große Bedeutung zu. Der Trablauf in schöner landschaftlicher Umgebung wirkt nicht nur entkrampfend auf das Nervensystem, sondern auch auf das allgemeine Wohlbefinden. Beim Trablaufen kann man den Alltag vergessen und Körper und Nerven erholen.

Bewegungsapparat

Zum Bewegungsapparat gehören im engeren Sinne die Knochen, Sehnen, Bänder und Gelenke. Gehalten und bewegt werden sie durch die Muskulatur, gereizt durch die Nerven. Deshalb gilt auch hier: Der Bewegungsapparat muß seine ihm zugedachten Funktionen ausüben können, wenn er leistungsfähig bleiben soll. Schon eine schlaffe Muskulatur (Atrophie) führt zu Bewegungsmängeln und zu einer Überbelastung der Skelettknochen. Die biegsame und empfindliche Wirbelsäule

kann den auf ihr lastenden Druck nicht allein aushalten; sie benötigt die Unterstützung der Rückenmuskulatur. Schmerzhafte Wirbelverlagerungen und Bandscheibenschäden können durch eine starke Muskulatur verhindert werden.
Die Elastizität der Knochen wächst mit dem Anteil ihrer organischen – das heißt lebenden – Substanz. Sie beträgt im Durchschnitt 27 Prozent. Der Knochen wird fester und damit gegen Drücke von innen und von außen anfälliger, wenn er den Anteil seiner anorganischen – also toten – Substanzen erhöht. Diese machen normalerweise 52 Prozent aus und bestehen in erster Linie aus Kalksalzen. Je weniger die Knochen gefordert werden, desto eher verhärten sie. Das gleiche trifft auf die Gelenke zu. Hier machen sich die Kalkablagerungen besonders schmerzhaft bemerkbar (Arthrosen) und führen zudem zu Abnutzungserscheinungen.
Bewegungstherapie ist die beste Vorbeugemaßnahme gegen solche Erkrankungen, die gemeinhin als Alterserscheinungen abgetan werden.

Krankheiten

Krankheiten sind Störungen innerhalb des hochkomplizierten biochemischen Prozesses im menschlichen Körper. Jede Unregelmäßigkeit führt zu Veränderungen. Je nach Bedeutung und Umfang werden sie als harmlos oder gefährlich eingestuft. Ein normal funktionierender Organismus trägt den Keim des ewigen Lebens in sich. Weitgehend unbeeinflußbare Verbrauchs- und Abnutzungserscheinungen machen dies aber unmöglich. Die damit verbundene Abnahme der Widerstandsfähigkeit des Körpers verringert die Lebenserwartung. Mangelhafte körperliche Bewegung, störende Umwelteinflüsse wie giftige chemische Abgase und eine fortschreitende Selbstverseuchung durch Überernährung und Konsum schädlicher Genuß- und Rauschmittel verhindern jenen Traum, so alt wie der legendäre Methusalem zu werden.
Die erwünschte Hilfe kommt aus dem Reich der Medikamente und der medizinischen Drogen. Der Hamburger Pharmakologe Prof. Dr. Günter Malorny schreibt dazu: «Die Arznei in ihrer Vielgestalt ist die Sehnsucht und Hoffnung des Kranken. Ob sie als Naturprodukt oder als Droge vorliegt, ob in Form einer Mischung oder als chemische Reinsubstanz, für den Kranken ist sie keine tote Materie, sondern das lebensnahe Bindeglied zwischen Erkrankung und Gesundheit. Für ihn entfaltet sie ihre ganze Zauberkraft, wenn er ihr gläubig vertraut. Um ihre Gunst ringt auch der Arzt, aber nicht immer voll Vertrauen, sondern bisweilen von Zweifeln geplagt.»

Keine Arznei – und sei sie noch so gut und oft gepriesen – ist frei von Nebenwirkungen. Medikamente helfen zwar; aber sie greifen nicht nur in den Störungsprozeß selbst ein, sondern führen als oft körperfremde und künstlich (intravenös) zugeführte Substanzen ihr ‹Eigenleben› und greifen den Organismus auf Dauer an anderer Stelle an.
Von allen Krankheiten nehmen die des Kreislaufsystems nahezu epedemieartig zu. Jeder vierte Arztpatient leidet unter dem ‹Massenphänomen› Kreislauferkrankung. Während 1925 im damaligen Deutschen Reich nur jeder siebte Sterbefall auf eine Kreislauferkrankung zurückzuführen war, weisen die Statistiken für 1972 und den Bereich der Bundesrepublik Deutschland aus, daß sich der Anteil auf 50 Prozent erhöht hat. Jeder zweite Bundesbürger stirbt heute also an Krankheiten des Kreislaufsystems.
Mit über 35 Prozent liegen die ischämischen Herzkrankheiten (Herzdurchblutungsstörungen) vorn, wozu vor allem der Herzinfarkt gehört. Auf den Herzinfarkt entfallen rund 60 Prozent aller Sterbefälle durch Herzdurchblutungsstörungen. 1975 waren es etwa 130000 Menschen, die in der Bundesrepublik den Infarkttod starben. Die Zahl der Infarktkranken wird mit über 300000 angegeben. Der Aufwärtstrend hält an, wobei zu berücksichtigen ist, daß jeder zweite Mensch den ersten Herzinfarkt nicht überlebt. Zunehmend werden auch die jüngeren Altersgruppen vom Infarkt betroffen. Während die Gefahrenwelle vor rund 15 Jahren noch zu Beginn des sechsten Lebensjahrzehnts lag, sind heute Infarkte bei 30jährigen schon keine Seltenheit mehr. Der Prozentsatz der Frauen steigt im Vergleich stärker als bei den Männern.
Vier von fünf kreislaufgefährdeten Menschen können ihr Risiko durch entsprechende Vorbeugemaßnahmen mindern. Der Krankheitsverlauf bei den anderen läßt sich ebenfalls zu einem hohen Grad beeinflussen. Der Herzinfarkt muß nicht sein.
Mehr als die Hälfte aller Arbeitnehmer in der Bundesrepublik Deutschland scheiden als Frühinvaliden rund zehn Jahre vor Erreichen der eigentlichen Pensionsgrenze aus dem Erwerbsleben aus. Menschen, die den ersten Herzinfarkt überstanden haben, galten vor wenigen Jahren ebenfalls als arbeitsunfähig. Statt monatelanger Bettruhe nach dem Infarkt und anschließender körperlicher Schonung heißt es nun: optimale Wiederherstellung der Gesundheit und Wiedereingliederung in das Berufsleben. Die wirkungsvollste Heilmethode ist das ärztlich beaufsichtigte Ausdauertraining.
Diese Sporttherapie beginnt schon vier Wochen nach dem Infarkt in den Rehabilitationskliniken. Nach dem Klinikaufenthalt, der im Durchschnitt vier Wochen dauert, sind die meisten Patienten organisch leistungsfähiger als vor dem Herzinfarkt. Dies bestätigen die Ergebnisse der Abschlußuntersuchungen, wo auch über die weiteren Maßnah-

men entschieden wird. Fast allen Patienten wird angeraten, sich einer Infarktsportgruppe anzuschließen, damit sie das Ausdauertrainingsprogramm unter ärztlicher Aufsicht weiterführen können.
Nach einem solchen sechsmonatigen regelmäßigen Training sollte der Infarktsportler in der Lage sein, einen 3000- oder 5000-Meter-Lauf im Trablauftempo ohne Schwierigkeiten zu absolvieren. Schwimmen und radfahren unterstützen das Rehabilitationsprogramm. Die Gefahr eines Rückfalls, also eines zweiten oder gar dritten Herzinfarkts, sinkt bei diesen Patienten beträchtlich. Für den Beginn eines Trablauftrainings ist es also nie zu spät. Infarktgefährdete oder infarktgeschädigte Menschen dürfen ihr Training aber nie ohne ärztliche Aufsicht durchführen. Überbelastungen durch allzu großen Ehrgeiz sind gefährlich. Es kommt auf die individuelle Dosierung an, die nur der Arzt aufgrund seiner Untersuchungsbefunde bestimmen kann.
Dem Infarkt durch Trablauftraining davonlaufen: Diese einfache Methode setzt sich weltweit immer stärker durch. In den Vereinigten Staaten, wo mehr als zehn Millionen Menschen zu Trabläufern geworden sind, beginnt die Zahl der Infarkttoten langsam abzunehmen. Warum sollte dies nicht auch in der Bundesrepublik Deutschland möglich sein?

Trablaufen als Jungbrunnen

Sport treiben ist gesund! Diese Überzeugung äußerten über 90 Prozent der befragten Menschen anläßlich einer soziologischen Erhebung. Aber nur etwa 12 Prozent der über 40jährigen gaben an, auch danach zu handeln. Zwischen Wissen und Anwendung besteht also eine erhebliche Diskrepanz. Selbst Mediziner waren sich lange Zeit darüber uneinig, ob eine sportliche Betätigung im fortgeschrittenen Alter noch zu positiven Veränderungen innerhalb des Organismus führen kann.
Diese Vorbehalte sind ausgeräumt. Ein Bericht des Instituts für Kreislaufforschung und Sportmedizin an der Deutschen Sporthochschule in Köln, veröffentlicht von Prof. Dr. Wildor Hollmann und seinen Mitarbeitern, stellt fest: Ein regelmäßiges Ausdauertraining nach dem 30. Lebensjahr konserviert das körperliche Leistungsvermögen bis in das vierte Lebensjahrzehnt. Die Trainierbarkeit des Herz-Kreislauf-Systems ist auch noch im fünften, sechsten und siebten Lebensjahrzehnt möglich. Durch die positiven Einwirkungen auf den Stoffwechselprozeß und auf die Muskeldurchblutung liegen die Leistungswerte älterer Ausdauersportler weit über denen von untrainierten jüngeren Personen. Langstreckenläufer, die seit ihrer Jugend ein Ausdauertraining betrieben, wiesen selbst im 70. Lebensjahr Werte auf, die wesentlich

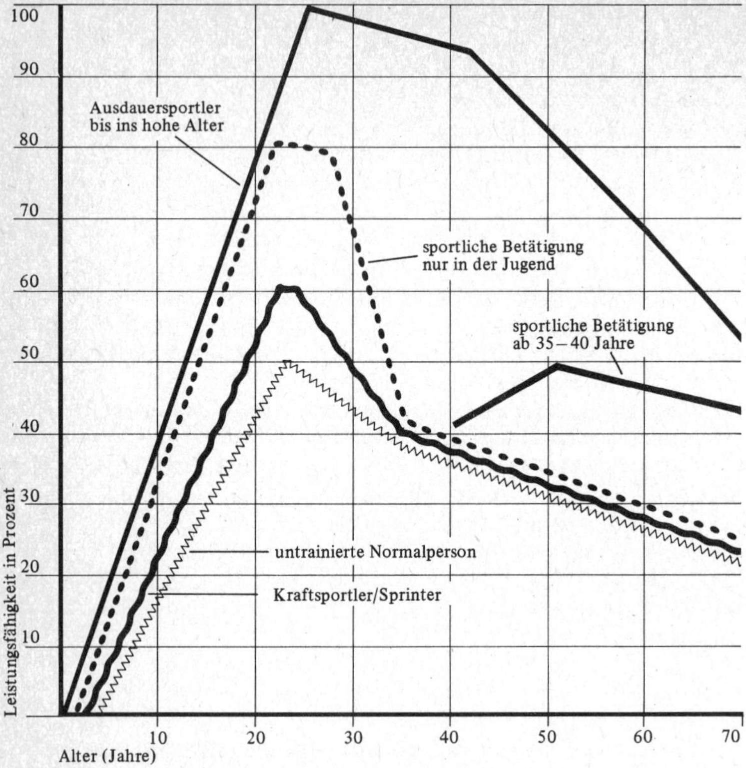

Verbesserung der Leistungsfähigkeit durch Ausdauersport
Während der vollkommen untrainierte Mensch auch in seinem besten Lebensalter nur 50 Prozent seiner Leistungsfähigkeit ausnutzt, verfügt der ständig trainierende Ausdauersportler noch im siebten Lebensjahrzehnt über eine größere Leistungsfähigkeit.

besser waren als die von 20jährigen untrainierten Menschen.
Ausdauertraining verlangsamt also den Alterungsprozeß. Je früher man mit dem Training beginnt, desto besser sind die Ergebnisse. Trabläufer kann man auch noch mit 50 oder 60 Jahren werden. Wer aber im Alter das Training abbricht, fällt schon nach sechs Monaten auf die Werte eines Untrainierten zurück. Professor Hollmann faßte die Ergebnisse so zusammen: «Durch ein geeignetes körperliches Training gelingt es, 20 Jahre lang 40 Jahre alt zu bleiben.»
Die Ursachen sind beschrieben worden. Fassen wir die wichtigsten Gründe zusammen.

1. Die maximale Sauerstoffaufnahme wird verbessert.
2. Die Verbrennungsvorgänge beim Stoffwechsel verlaufen ökonomischer. Die negativen Auswirkungen der Milchsäurebildung und der Übersäuerung des Körpers gehen zurück.
3. Die Arbeit in den Muskelzellen kann vergrößert und die Energiebereitstellung gesteigert werden.
4. Der Trainingseffekt am Herzmuskel bewirkt eine Zunahme der pro Herzschlag ausgeworfenen Blutmenge (Schlagvolumen) und eine Herabsetzung der Schlagfrequenz (Senkung des Pulses).
5. Die allgemeine Belastbarkeit des Organismus wächst. Die Herzfrequenz des ausdauertrainierten Sportlers kann unter Belastung bis zum Fünffachen und sogar bis zum Sechsfachen des Ruhewertes ansteigen. Bei untrainierten Menschen ist hingegen nur eine Frequenzsteigerung auf das Dreifache möglich.
6. Durch eine *steady state*-Belastung sinkt der Anteil jener chemischen Stoffe ab, die einen negativen Einfluß auf die Sauerstoffverwendung ausüben.
7. Trablaufen reguliert den Blutfettspiegelgehalt und beugt einem Herzinfarkt vor.
8. In Verbindung mit einer angemessenen Ernährung reduziert sich das Übergewicht. Stoffwechselkrankheiten wie die Zuckerkrankheit können vermieden werden.

Die Frau und das Trablaufen

Die geschlechtsspezifischen physiologischen Unterschiede zwischen Mann und Frau haben auf das Trablauftraining keinen wesentlichen Einfluß. Frauen sind ebenso ausdauerbelastungsfähig wie Männer. Es gibt Untersuchungen, die der Frau sogar eine bessere Anpassung und zeitlich umfangreichere Dauerleistungen attestieren; denn ihr ganzer Stoffwechsel scheint ökonomischer gestaltet zu sein. Der sportlich wichtigste Unterschied zum Mann ist der, daß der Anteil der Muskeln an der Gesamtkörpermasse bei Frauen nur 23 Prozent beträgt; bei Männern sind es 40 Prozent. Dies wirkt sich allerdings nur in den Schnellkraft- und reinen Kraftdisziplinen aus. Bei länger werdenden Laufstrecken gleicht sich das Leistungsvermögen zwischen Mann und Frau immer mehr an.
Für das Trablaufen, das ja keine Spitzenleistungen verlangt, kann man in der Trainingsgestaltung deshalb davon ausgehen, daß Mann und Frau das gleiche Pensum in Umfang und Intensität abwickeln.
Die Menstruation wirkt sich auf die körperliche Leistungsfähigkeit individuell unterschiedlich aus. Prinzipiell ist aber gegen eine sportliche

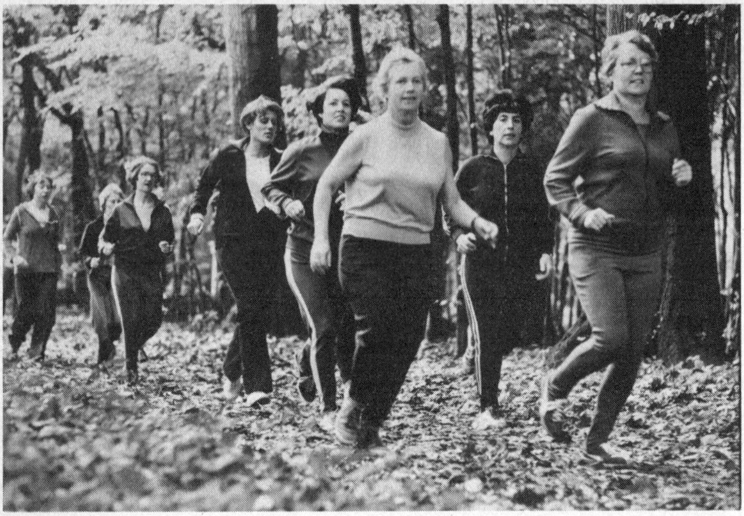

Betätigung vor und während der Menstruation medizinisch nichts einzuwenden. Bei größeren und ständigen Beschwerden sollte jedoch der Rat eines Frauenarztes eingeholt werden.
Bei regelmäßiger sportlicher Betätigung wurde sogar ein Rückgang der Menstruationsbeschwerden und eine Verkürzung der Blutungszeit festgestellt. Trabläuferinnen sollten selbst entscheiden, ob sie ihr Trainingsprogramm während der Menstruation fortsetzen. Es sei noch einmal betont: Medizinisch liegen keine Bedenken vor. Bei Beschwerden sollte das Programm der körperlichen Verfassung entsprechend leicht reduziert werden.

Das Trablaufprogramm

Ziel des Trablauftrainings ist es, das körperliche, geistige und seelische Wohlbefinden zu fördern und zu stabilisieren. Die Notwendigkeit eines körperlichen Ausgleichstrainings durch organische Dauerbelastungen darf aber nicht einseitig sportlich betrachtet werden. Was mit Hilfe des Trablaufprogramms beseitigt werden soll, ist letztlich die Folge eines Mißstandes, dessen Ursachen im gesellschaftlichen Raum zu suchen sind.

Jede sportliche Betätigung muß sich kritisch nach ihrem Zweck befragen lassen. Das gilt besonders für die sogenannten Freizeit- oder Lifetime-Sportarten, zu denen das Trablaufen zählt. Freizeit bedeutet im ursprünglichen Sinne ‹von Arbeit freie Zeit›. Sie sollte also nach den freien persönlichen Bedürfnissen des Menschen und zweckfrei gegenüber den Anforderungen der Arbeitswelt gestaltet werden. Dies ist die Urthese der Sportführer und der Sportpädagogen in vielen Staaten der westlichen Welt.

Ideologisch läßt sich dieses Selbstverständnis klar zurückverfolgen. Als zu Beginn des 19. Jahrhunderts das Schulsystem in England von den Pädagogen Dr. Thomas Arnold verändert und durch den Sportunterricht erweitert wurde, profitierten in erster Linie die Töchter und Söhne der wohlhabenden und einflußreichen Oberschicht von dieser Neuerung. Nur sie hatten die Chance, die exklusiven Schulen und Universitäten zu besuchen. Finanziell durch die Eltern abgesichert, konnten sie sich in ihrer Freizeit die gesellschaftlich aufgewertete sportliche Betätigung leisten. Der arbeitenden Unterschicht war diese Möglichkeit noch über Jahrzehnte hinweg versperrt.

Das Attribut ‹zweckfrei› hielt jedoch schon damals keinen ernsthaften

Überprüfungen stand. So begründete Thomas Arnold die Einführung der Leibesübungen in den Schulunterricht unter anderem «als pädagogisches Gegengewicht gegen das traditionelle Trinken, Hasardieren und Wildern» unter der Jugend der gesellschaftlich bevorzugten Elite. Die pädagogisch verbrämte Ideologie der Oberschicht läßt sich auch in der Kernidee der modernen olympischen Bewegung nachweisen. Der französische Baron Pierre de Coubertin, Aristokrat und Bewunderer des neuen englischen Schulmodells, handelte zunächst rein aus nationalistischen Motiven. Die seiner Meinung nach körperlich verweichlichte Jugend der Ober- und Führungsschicht in Frankreich sollte an Leib und Seele gestählt werden, um die ‹Schmach von Waterloo› (militärische Niederlage Frankreichs gegen England im Jahre 1815) und um den verlorenen Krieg gegen Deutschland 1870/71 in möglichen neuen Auseinandersetzungen durch Siege auf dem Schlachtfeld zu korrigieren. – Die gleichen Tendenzen lagen übrigens auch der Turnbewegung von Friedrich Ludwig Jahn in Preußen zugrunde. Nur eine körperlich leistungsfähige Jugend könne Deutschland ‹vom Joch Napoleons› befreien.

Erst die Aufweichung des starren Gesellschaftsgefüges und des Ständedenkens ermöglichte den unterpriviligierten Gesellschaftsschichten den Zugang zum Sport, zunächst allerdings nur in eigenen Organisationen wie der Arbeitersportbewegung. Steigende berufliche Arbeitsbelastung bei gleichzeitiger Verkürzung der Arbeitszeit und wachsender Freizeit verschafften dem Sport dann die zweifelhafte Rolle der ‹psychophysischen Wiederherstellung des Menschen für die Arbeit›. Diese Funktion ist übrigens in allen Staatsgesetzen der sogenannten sozialistischen Länder festgeschrieben; jedem einzelnen Bürger wird es zur Pflicht gemacht, durch gezielte körperertüchtigende Maßnahmen seine ‹Leistungsfähigkeit zum Wohle der Gesellschaft› zu erhalten.

Ähnliches ließe sich mit einigem Recht auch vom Trablaufen sagen: Dieser Sport – in der Freizeit ausgeübt – dient der Erhaltung der Arbeitskraft und als ‹Kompensationsfeld für entgangene oder geraubte Menschlichkeit in der Arbeitswelt›. Der Oldenburger Sportpädagoge Prof. Dr. Jürgen Dieckert, der als Initiator und Vater der Trimm-Dich-Bewegung in der Bundesrepublik gilt, formulierte es auf dem Bundestag 1972 des Deutschen Sportbundes so:

«Wenn Arbeitsplätze, Arbeitsbedingungen, Arbeitsverhalten ständig gegen die Leiblichkeit des Menschen und sein Recht auf ausreichende Bewegung verstoßen, dann muß gegen eine solche Arbeitswelt protestiert und agiert werden. Dann wäre das wohlgemeinte Angebot von Spiel und Sport in seiner Ausgleichs- und Wiederherstellungsfunktion geradezu ein Stabilisator für jene inhumane Arbeitswelt. Gegen eine solche einseitige Rechtfertigung des Sports aus der Kompensationstheorie haben wir uns zu wehren. Der Sport ist kein Handlungsgehilfe für die Arbeitswelt und keine Reparaturwerkstatt für verbeulte Werktätige! Der Sport ist Anwalt für die Leiblichkeit und das Bewegungs- und Spielbedürfnis des Menschen – sowohl in seiner Arbeitswelt als auch in seiner Freizeit!»

Sport kann heute aber weder das eine noch das andere sein. Er muß seine Rechtfertigung im Feld zwischen beiden Polen suchen. Die Grenzen dieses immer neu zu formulierenden Kompromisses sind fließend.

Was wollen die Menschen eigentlich, wenn sie Sport treiben? Zwei Drittel aller Bundesbürger erwähnten in einer Befragung, was sie für erstrebenswert hielten, an erster Stelle die Gesundheit. Dafür gibt es keine idealere Lösungsmöglichkeit als die körperliche Betätigung im Sport. Und die Gesundheit kommt gleichermaßen der Freizeit und der Arbeitszeit zugute, sie besitzt Lebens- und Produktivqualitäten.

Sport ist beides: Er ist arbeitskonform und rekreativ in dem Sinne, daß er auf Möglichkeiten «persönlicher Befriedigung, auf Freude- und Lustgewinn in einem selbstzubestimmenden Freiheitsraum ohne Arbeitszwang und von außen gesetzter Norm zielen (muß). Individuelles, Spontanes, Kreatives muß sich entfalten können, Nichtnotwendiges, Überflüssiges, Scheinbar-Sinnloses muß möglich sein als Form der Selbstbestätigung in frei wählbarem sozialem Kontakt» (Prof. Dr. Jürgen Dieckert).

Gerade aber diese humanen und pädagogischen Forderungen scheinen in der Trimm-Dich-Bewegung zu wenig berücksichtigt worden zu sein. Zwar versäumt man es nicht, den gesundheitlichen und allgemein menschlichen Wert immer wieder zu betonen. Auf der anderen Seite aber kommt man mit Leistungsnormen aus dem Bereich der Arbeitswelt, jenem Gebiet also, dem der Sport treibende Mensch eigentlich entfliehen sollte. Da werden Klasseneinteilungen und wertende Eingangstests vorgenommen («Wie fit sind Sie?»), da sind Trainingsprogramme mit Kontrollprüfungen entwickelt worden, da finden trotz aller gegenteiligen Beteuerungen stark leistungsorientierte Volkswettkämpfe statt.

Wer den Eingangstest nicht besteht, fühlt sich vielfach von vornherein als ‹Mensch zweiter Klasse›. Wer trotz eifrigen Bemühens das jeweilige ‹Klassenziel› nicht erreicht, neigt zur vorzeitigen Aufgabe, und wer sich bei einem Volkslauf nicht zumindestens im Mittelfeld behauptet, gibt entweder auf oder kämpft sich im Widerspruch zur Idee mit größter körperlicher und geistiger Anstrengung durch das Ziel.

Der Trimm-Dich-Bewegung fehlt in vielerlei Hinsicht die pädagogisch-psychologische Unterstützung. Außerdem ist sie zu stark auf den Vereinssport bezogen. Das mag ein Grund dafür sein, daß zwar mehr als 90 Prozent der Bevölkerung diese Institution kennen, daß aber nur 19

Prozent angaben, die Trimm-Aktion hätte sie zu aktivem Trimmen angeregt.
Die Umfrage ergab weiter, daß sich von diesen 19 Prozent rund elf Prozent «ziemlich selten» und weitere 22 Prozent «ganz unregelmäßig» trimmen. Regelmäßig aktive Freizeitsportler bringen es im Durchschnitt auf etwa zwei Stunden wöchentlich. Insgesamt treiben 37 Prozent der Bevölkerung Sport (19 Prozent sind Trimmer, 18 Prozent sind Wettkampfsportler). Über den Anteil der Ausdauersportler gibt es keine verläßlichen Zahlen.
Das hier entwickelte Trablaufprogramm wendet sich an jedermann und nicht nur an jene ohnehin schon körperlich und gesundheitlich bevorzugten Freizeitsportler. Es verzichtet bewußt auf einen Eingangstest, ohne die gesundheitliche Disposition aus Gründen der Für- und Vorsorge zu vernachlässigen. Das Programm ist in seiner Abfolge so konzipiert, daß es nach individuellen Gesichtspunkten gestaltet werden kann. Zwischenprüfungen erfolgen nicht. Dafür werden grobe Orientierungsdaten angegeben. Die Teilnahme an Volkslaufwettbewerben und ähnlichen Veranstaltungen schließlich sei jedem freigestellt: Wer will, der kann.
Über den Ablauf eines sorgfältig geplanten und durchgeführten Trablaufprogramms orientiert das Schaubild auf Seite 51.

Ärztliches Checkup

Bevor ein regelmäßiges Trablauftraining aufgenommen wird, sollte sich der zukünftige Trabläufer einer umfassenden ärztlichen Funktionsüberprüfung – einem sogenannten körperlichen Checkup – unterziehen. Die Feststellung des objektiven Gesundheitszustands durch den Arzt ist die Grundlage für die Aufstellung eines individuellen und leistungsfördernden Trainingsplans.
Vor der Untersuchung sollten dem Arzt klar der Grund und die Absicht dieses Checkups genannt werden. Er wird dann die nachfolgende Checkliste sicherlich nicht als zu umfangreich und zu zeitaufwendig bezeichnen. Die Untersuchungskosten deckt die Krankenversicherung. Schließlich leistet man mit dieser gesundheitsbewußten Einstellung einen nicht unerheblichen Beitrag zur Volksgesundheit und hilft auf weite Sicht mit, die ständig steigenden Kosten auf diesem Sektor zu reduzieren.
Die folgenden Messungen, Untersuchungen und Beurteilungen sind für eine eindeutige medizinische Aussage erforderlich:
1. Messungen
- Gewicht in Kilogramm (kg)

Organisationsschema für den Trablauf

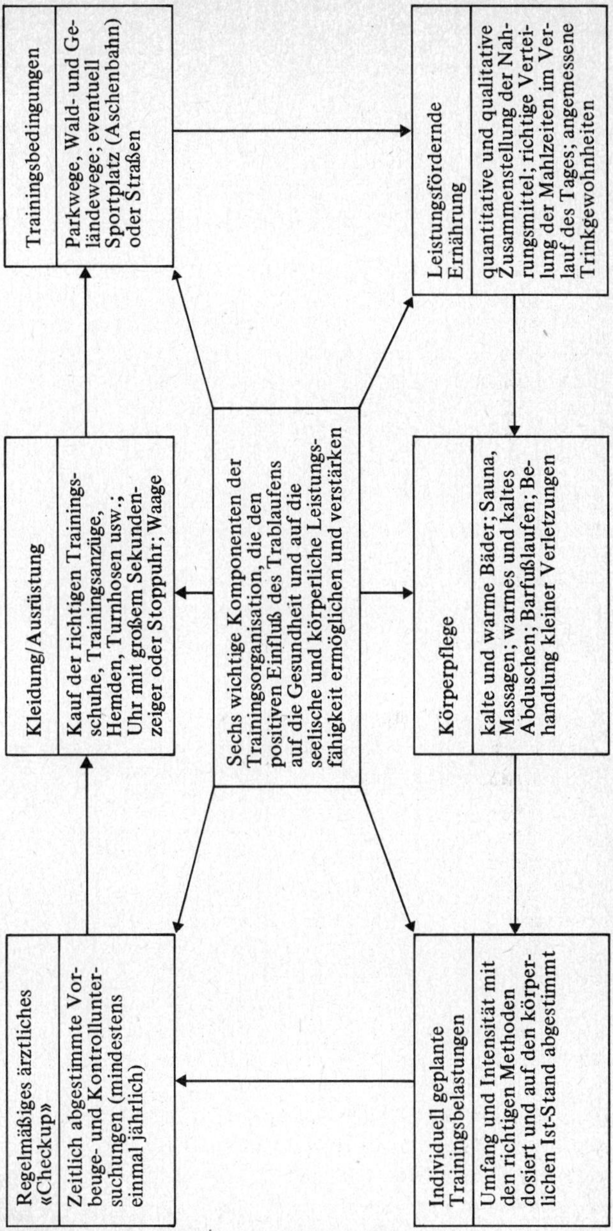

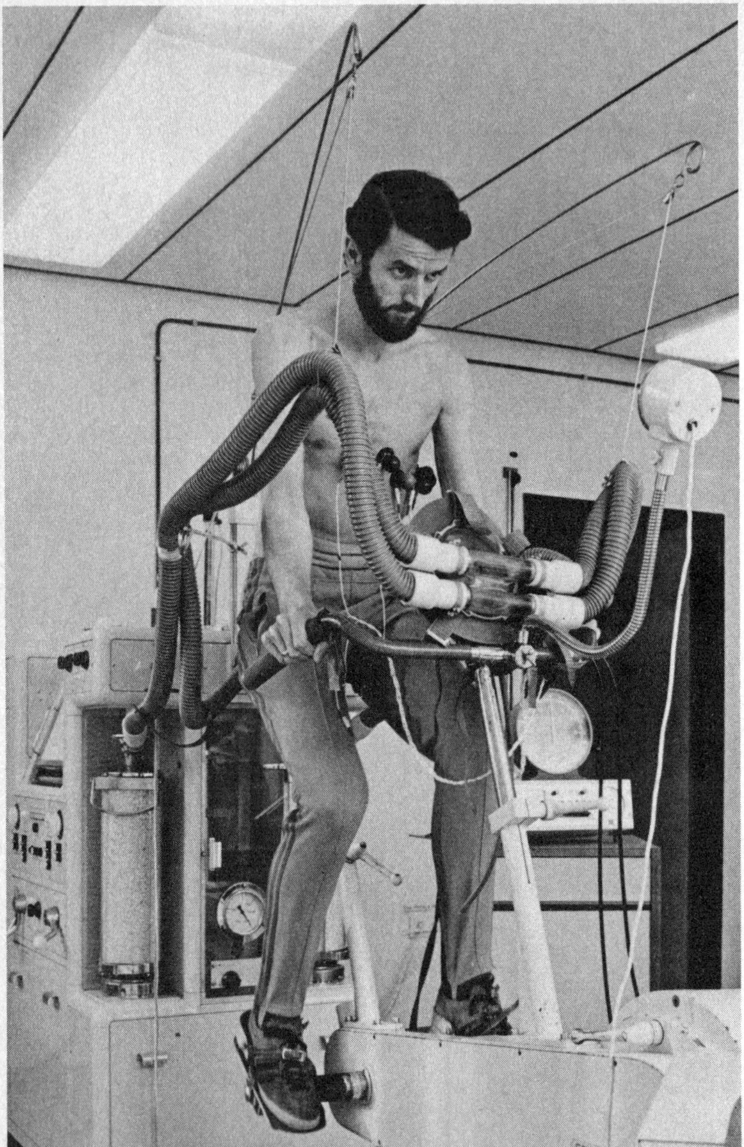

Der Fahrrad-Ergometer-Test

- Körperlänge in Zentimeter (cm)
- Blutdruck in Millimeter/Quecksilbersäule (mm/Hg)
- Herzschlagfrequenz (Puls) in Schläge pro Minute
- Vitalkapazität (Lungenfaßkraft) in Milliliter (ml)
- Herzstromkurve

Weiterhin sollte eine Fahrrad-Ergometer-Belastung durchgeführt werden. Verfügt der Hausarzt nicht über ein solches Gerät, dann sollte um die Überweisung an einen Facharzt oder an ein Krankenhaus gebeten werden, die auf entsprechende ergometrische Funktionsüberprüfungen des Herz-Kreislauf-Systems eingerichtet sind. Der Arzt bestimmt dann aufgrund der Voruntersuchung die Anfangsbelastung (Wattstufe) und die Belastungssteigerung, die alle zwei Minuten vorgenommen wird. Da die Leistungsfähigkeit im submaximalen Bereich zu bestimmen ist, dürfte die Herzschlagfrequenz während der Belastungsendstufe nicht wesentlich über 160 Schläge pro Minute hinausgehen.
Während der Gesamtbelastung werden die Herzschlagfrequenz und der Blutdruck in festgelegten Abständen registriert. Um die Erholungs- oder Regenerationsfähigkeit beurteilen zu können, müssen drei und sechs Minuten nach Abbruch der Belastung wiederum die Herzschlagfrequenz und der Blutdruck ermittelt werden.

2. Untersuchungen

- Herz-Kreislauf-System
- Lunge
- Bauchorgane
- Kopf und Sinnesorgane
- Arme und Hände
- Beine und Füße
- Wirbelsäule
- Urin und Blut

3. Beurteilungen

Die Gesamtbeurteilung des Gesundheitszustands sollte vom Arzt differenziert vorgenommen werden. Die Hauptkriterien dabei sind ‹sportgesund, eingeschränkt sportgesund, zur Zeit nicht sportfähig und nicht sportfähig›. Die Gründe einer teilnegativen oder negativen Beurteilung sind vom Arzt mit dem Patienten durchzusprechen. Ferner sollte der Arzt mitteilen, ob die Konsultation eines Facharztes erforderlich ist.
Trotz allem gibt es immer noch gewisse Möglichkeiten, sich sportlich im Rahmen des derzeitigen Gesundheitszustands zu betätigen. Auch darüber ist der Arzt zu befragen (regelmäßige Wanderungen zum Beispiel oder einfache gymnastische Übungen).
Die Gründe einer negativen oder teilnegativen Gesamtbeurteilung könnten unter anderem sein:

- leistungsschwacher Kreislauf oder Kreislaufregulationsstörungen

- Durchblutungsstörungen der Herzkranzgefäße
- Gefahr eines Herzinfarkts oder Zustand nach Herzinfarkt
- periphere arterielle Durchblutungsstörungen
- zu hoher Blutdruck
- Formen von Lungenfunktionsstörungen
- Formen vegetativer Störungen
- fortschreitende oder fortgeschrittene Knochenentkalkung
- Zuckerkrankheit (Diabetis)
- Erhöhung der Neutralfette im Blut
- Arthrosen und sonstige Beeinträchtigungen der Gelenkfunktionen
- zu starkes Übergewicht
- Abhängigkeit von bestimmten Medikamenten oder Rauschmitteln

Wichtig ist noch einmal zu betonen, daß das allgemeine Trablauftraining persönlichen Zuschnitts erst dann begonnen werden kann, wenn alle Voraussetzungen dafür geschaffen sind. Die genaue Kenntnis über den Ist-Zustand der körperlichen und organischen Leistungsfähigkeit sowie Belastbarkeit spielt dabei die wichtigste Rolle.

Das ärztliche Checkup sollte mindestens einmal im Jahr vorgenommen werden, und zwar nach Möglichkeit zum gleichen Zeitpunkt wie im Vorjahr und vom gleichen Arzt. Nur so ist ein objektiver Vergleich der Untersuchungsprotokolle gegeben. Der Arzt kann den körperlichen Zustand und vor allem die eingetretenen Verbesserungen exakt bewerten. Für einen persönlichen Erfahrungsbericht über das Trablauftraining wird er dankbar sein. Der Läufer sollte sich aber davor hüten, dem Arzt gegenüber zu übertreiben oder gar zu protzen, nur weil er meint, Erfolge vorweisen zu müssen. Eine vertrauensvolle Zusammenarbeit zwischen dem Arzt und dem Trabläufer ist nur von Vorteil.

Neben dem Checkup sei noch auf die Vorsorgeuntersuchungen gegen Krebs und Zucker hingewiesen. Sie sind von einem bestimmten Alter an ebenfalls kostenfrei, werden also von der Krankenkasse abgedeckt.

Die letzte Empfehlung in ärztlicher Hinsicht gilt den Zähnen. Zweimal im Jahr sollten sie von einem Zahnarzt gründlich untersucht werden. Dabei ist es unerheblich, ob man Zahnschmerzen verspürt oder nicht. Ohne ständige Kontrolle dauert es oft Jahre, bis sich ein Defekt bemerkbar macht. Zahnschäden oder Zahnverletzungen, die nicht behandelt werden, haben großen Einfluß auf das allgemeine Wohlbefinden. Ein Eiterherd zum Beispiel sondert ständig Bakterien an das Blut ab und vergiftet so langsam den gesamten Körper. Viele Infekte oder Organschäden lassen sich auf diese Ursache zurückführen.

Neben den regelmäßigen ärztlichen Untersuchungen sollte sich der Trabläufer ständig selbst kontrollieren. Dies kann er anhand von zwei Beobachtungen tun: Überprüfung des Körpergewichts und Überprüfung des Pulses.

Gewichtstabelle 1: Normalgewicht für Jugendliche und Männer bis zu 29 Jahren in Beziehung zur Körperlänge und zum Alter (ohne Schuhe und Bekleidung)

cm	152	155	157	160	162	165	168	170	173	175	178	180	183	185	188	191	194	196
Alter	kg	kg	kg	kg	kg	kg	kg	kg	kg	kg	kg	kg	kg	kg	kg	kg	kg	kg
15	48,5	49,4	50,8	52,2	53,5	55,3	57,1	58,9	60,8	62,6	64,4	66,7	68,3	71,2	73,5	75,7	78,0	80,3
16	49,4	50,3	51,7	53,1	54,4	56,2	58,1	59,9	61,7	63,5	65,3	67,6	69,8	72,1	74,4	76,7	78,9	81,2
17	50,3	51,3	52,6	53,9	55,4	57,1	58,9	60,8	62,1	64,4	66,2	68,5	70,8	73,1	75,3	77,6	79,8	82,1
18	51,3	52,2	53,5	54,9	56,2	58,1	59,9	61,7	63,5	65,3	67,1	69,4	71,7	73,9	76,3	78,5	80,8	83,0
19	52,2	53,1	54,4	55,8	57,1	58,9	60,8	62,6	64,4	66,2	68,1	70,3	72,6	74,8	77,1	79,4	81,6	83,9
20	53,1	53,9	55,4	56,7	58,1	59,9	61,1	63,5	65,3	67,1	68,9	70,8	73,1	75,3	77,6	79,8	82,1	84,4
21	53,5	54,4	55,8	57,1	58,9	60,8	62,6	63,9	65,8	67,6	69,4	71,2	73,5	75,7	78,0	80,3	82,6	84,8
22	53,9	54,9	56,2	57,6	59,4	61,2	63,1	64,4	66,2	68,1	69,8	71,7	73,9	76,2	78,1	80,7	83,0	85,3
23	54,4	55,4	56,7	58,1	59,9	61,7	63,5	64,9	66,7	68,5	70,3	72,1	74,4	76,6	79,4	81,6	83,9	86,2
24	54,9	55,8	57,1	58,5	60,3	62,1	63,9	65,3	67,1	68,9	70,8	72,6	74,8	77,6	80,3	82,5	84,8	87,6
25	55,4	56,2	57,1	58,5	60,3	62,1	63,9	65,7	67,6	69,4	71,2	73,5	75,7	78,5	81,2	83,5	85,7	87,9
26	55,8	56,7	57,6	59,4	60,8	62,6	64,4	66,2	68,1	69,8	71,7	73,9	76,2	78,9	81,6	84,4	86,6	88,9
27	56,2	57,1	58,1	59,9	60,8	62,6	64,4	66,2	68,1	69,8	71,7	73,9	76,6	79,4	82,1	84,8	87,1	89,4
28	56,7	57,6	58,5	59,9	61,2	63,1	64,9	66,7	68,5	70,3	72,1	74,4	77,1	79,8	82,5	85,3	87,5	89,8
29	57,1	58,1	58,9	60,3	61,7	63,5	65,3	67,1	68,9	70,7	72,6	74,8	77,6	80,3	83,0	85,7	87,9	90,3

Gewichtstabelle 2: Normalgewicht für Jugendliche und Frauen bis zu 29 Jahren in Beziehung zur Körperlänge und zum Alter (ohne Schuhe und Bekleidung)

cm	152	155	157	160	162	165	168	170	173	175	178	180	183	185	188	191	194
Alter	kg	kg	kg	kg	kg	kg	kg	kg	kg	kg	kg	kg	kg	kg	kg	kg	kg
15	45,8	46,7	47,6	48,1	48,5	49,4	50,8	52,2	53,5	55,3	57,1	58,9	60,8	62,6	64,4	66,7	68,9
16	46,3	47,2	48,1	48,9	49,4	50,3	51,7	53,1	54,4	56,2	58,1	59,9	61,7	63,1	64,9	67,1	69,4
17	46,7	47,6	48,5	49,4	50,3	51,3	52,6	53,9	55,3	56,7	58,5	60,3	62,1	63,1	65,3	67,6	69,8
18	47,2	48,1	48,9	49,9	50,8	51,7	53,1	54,4	55,8	57,1	58,9	60,8	62,6	63,9	65,8	68,1	70,3
19	47,6	48,5	49,4	50,3	51,3	52,5	53,5	54,9	56,2	57,6	59,4	61,2	63,1	64,4	66,2	68,5	70,3
20	48,1	48,9	49,9	50,8	51,7	52,6	53,9	55,3	56,7	58,1	59,9	61,7	63,1	64,9	66,7	68,5	70,7
21	48,5	49,4	50,3	51,3	52,2	53,1	54,4	55,8	57,1	58,5	60,3	62,1	63,9	65,3	67,1	68,9	70,7
22	48,5	49,4	50,3	51,3	52,2	53,1	54,4	55,8	57,1	58,5	60,3	62,1	63,9	65,8	67,6	69,4	71,2
23	48,9	49,9	50,8	51,7	52,6	53,5	54,9	56,2	57,6	58,9	60,8	62,6	64,4	66,2	68,1	69,4	71,2
24	49,4	50,3	51,3	52,2	53,1	53,9	54,9	56,2	57,6	58,9	60,8	62,6	64,4	66,2	68,1	69,8	71,7
25	49,4	50,3	51,3	52,2	53,1	53,9	54,9	56,2	58,1	59,4	61,2	63,1	64,9	66,7	68,5	69,8	71,7
26	49,9	50,8	51,7	52,6	53,5	54,4	55,3	56,7	58,1	59,4	61,2	63,1	64,9	66,7	68,5	70,3	72,1
27	49,9	50,8	51,7	52,6	53,5	54,4	55,3	56,7	58,5	59,9	61,7	63,5	65,3	67,1	68,9	70,3	72,1
28	50,3	51,3	52,2	53,1	53,9	54,8	55,8	57,1	58,9	60,3	62,1	63,9	65,7	67,6	69,4	70,8	72,6
29	50,3	51,3	52,2	53,1	53,9	54,8	55,8	57,1	58,9	60,3	62,1	63,9	65,7	67,6	69,4	70,8	72,6

Gewichtstabelle 3: Normal- und Idealgewicht für Männer vom 25. Lebensjahr an in Beziehung zur Körperlänge und zum Knochenbau

Größe in cm	Durchschnittliches Normalgewicht in kg	leichter Knochenbau	mittelschwerer Knochenbau	schwerer Knochenbau	Durchschnittliches Idealgewicht in kg
157	58,2	51–54	53–58	57–64	52,2
158	58,9	51–55	54–59	57–64	53,0
159	59,6	52–55	54–60	58–65	53,6
160	60,3	52–56	55–60	59–65	54,2
161	60,9	53–56	55–61	59–66	54,8
162	61,4	53–57	56–61	60–67	55,2
163	61,9	54–57	57–62	60–68	55,7
164	62,5	54–58	57–63	61–68	56,2
165	63,0	55–59	58–63	61–69	56,7
166	63,7	55–59	58–64	62–70	57,3
167	64,4	56–60	59–64	62–70	57,9
168	65,1	57–61	59–65	63–71	58,5
169	65,8	57–61	60–66	64–72	59,2
170	66,6	58–62	61–67	64–73	59,9
171	67,4	59–63	61–67	65–74	60,6
172	68,3	59–63	62–68	66–75	61,4
173	69,1	60–64	63–69	67–76	62,1
174	69,9	61–65	64–70	68–76	62,9
175	70,6	62–66	64–71	68–77	63,5
176	71,3	62–66	65–71	69–78	64,1
177	72,0	63–67	66–72	70–78	64,8
178	72,8	64–68	66–73	70–79	65,5
179	73,6	64–69	67–74	71–80	66,2
180	74,5	65–70	68–75	72–81	67,0
181	75,4	66–70	69–75	73–82	67,8
182	76,3	67–71	69–76	74–83	68,6
183	77,2	67–72	70–77	75–84	69,4
184	78,1	68–73	71–78	75–85	70,2
185	79,0	69–73	71–79	76–85	71,1
186	79,9	69–74	72–80	77–86	71,9
187	80,8	70–75	73–81	78–87	72,7
188	81,7	71–76	74–82	79–88	73,6
189	82,6	72–77	75–83	80–89	74,3
190	83,5	73–78	76–84	81–90	75,1

Bei Körperlängen über 190 cm pro Zentimeter ca. 1 kg Körpergewicht hinzufügen

Gewichtstabelle 4: Normal- und Idealgewicht für Frauen vom 25. Lebensjahr an in Beziehung zur Körperlänge und zum Knochenbau

Größe in cm	Durchschnittliches Normalgewicht in kg	leichter Knochenbau	mittelschwerer Knochenbau	schwerer Knochenbau	Durchschnittliches Idealgewicht in kg
150	50,0	43–46	45–50	48–55	45,0
151	50,5	43–46	45–51	49–56	45,4
152	51,0	43–47	46–51	49–57	45,9
153	51,6	44–48	46–52	50–57	46,4
154	52,2	44–48	47–52	50–58	46,9
155	52,6	45–49	47–53	51–58	47,3
156	53,2	45–49	48–53	51–59	47,8
157	53,7	46–50	48–54	52–59	48,3
158	54,3	47–50	49–54	52–60	48,8
159	54,8	47–51	49–55	53–60	49,3
160	55,3	48–51	50–55	54–61	49,7
161	56,0	48–52	50–56	54–62	50,4
162	56,8	49–52	51–57	55–62	51,1
163	57,5	49–53	52–58	55–63	51,7
164	58,2	50–53	52–58	56–64	52,3
165	58,9	50–54	53–59	57–64	53,0
166	59,9	51–55	53–60	57–65	53,9
167	60,7	51–55	54–61	58–66	54,6
168	61,5	52–56	55–62	59–67	55,3
169	62,2	53–56	55–62	60–67	55,9
170	62,9	53–57	56–63	60–68	56,6
171	63,6	54–58	57–64	61–69	57,2
172	64,3	55–59	58–64	62–69	57,8
173	65,1	56–60	58–65	62–70	58,5
174	65,8	56–60	59–66	63–71	59,2
175	66,5	57–61	60–67	64–72	59,8
176	67,2	58–62	60–68	65–72	60,4
177	67,8	58–63	61–68	65–73	61,0
178	68,6	59–64	62–69	66–74	61,7
179	69,3	60–64	63–69	67–75	62,3
180	70,1	61–65	63–70	67–76	63,0

Bei Körperlängen über 180 cm pro Zentimeter ca. 1 kg Körpergewicht hinzufügen

Gewichtstabelle 5

Alter in Jahren	Lebens-erwartung in Jahren	Verlust an Lebensjahren bei Übergewicht von 10 %	20 %	30 %
Frauen				
20	55,97	–5,0	–11,75	–16,79
25	51,14	–4,6	–10,7	–15,3
30	46,30	–4,16	– 9,7	–13,89
35	41,50	–3,7	– 8,7	–12,45
40	36,77	–3,3	– 7,7	–11,0
45	32,14	–2,89	– 6,7	– 9,6
50	27,65	–2,48	– 5,8	– 8,29
55	23,32	–2,09	– 4,89	– 6,99
60	19,12	–1,72	– 4,0	– 5,7
65	15,18	–1,36	– 3,18	– 4,55
70	11,63	–1,0	– 2,4	– 3,48
Männer				
20	50,21	–6,5	–12,55	–21,08
25	45,65	–5,9	–11,4	–19,17
30	41,00	–5,3	–10,25	–17,2
35	36,35	–4,7	– 9,08	–15,26
40	31,77	–4,1	– 8,0	–13,3
45	27,33	–3,55	– 6,8	–11,47
50	23,05	–2,99	– 5,76	– 9,68
55	19,02	–2,47	– 4,75	– 7,98
60	15,31	–1,99	– 3,8	– 6,4
65	12,06	–1,56	– 3,0	– 5,06
70	9,35	–1,21	– 2,4	– 3,9

Risiko-Tabelle einer amerikanischen Lebensversicherungsgesellschaft

Übergewicht verkürzt die Lebenserwartung. *Beispiel:* Ein heute 50 Jahre alter Mann wird statistisch 73,05 Jahre alt; bei 10 Prozent Übergewicht verringert sich sein Leben auf 70,06 Jahre, bei 20 Prozent Übergewicht auf 67,29 Jahre und bei 30 Prozent Übergewicht auf 63,37 Jahre.

Körpergewicht

Jeder zweite Bundesbürger – die Kinder eingeschlossen – leidet an Übergewicht. Ein Ziel des Trablauftrainings ist es, zu einem organisch günstigen Normalgewicht zurückzukommen und darüber hinaus sogar das Idealgewicht zu erreichen. Das Körpergewicht kann nach folgender Faustregel ermittelt werden:

Normalgewicht:	Körpergröße in Zentimeter minus 100
Idealgewicht:	Normalgewicht minus zehn Prozent
Übergewicht:	Normalgewicht plus zehn bis 25 Prozent
Fettsucht:	Normalgewicht plus 25 Prozent und darüber

Eine andere Faustregel, die den Vorteil hat, auf zwei Meßwerten zu basieren, sieht so aus:

$$\frac{\text{Körpergröße mal Brustumfang}}{240} = \text{Normalgewicht}$$

Körpergröße und Brustumfang sind in Zentimetern zu messen. Beim Brustumfang ist der Mittelwert zwischen normaler Ein- und Ausatmung zu nehmen. Frauen messen den Brustumfang nicht über den Brustwarzen, sondern unterhalb des Brustansatzes.
Die in diesem Buch enthaltenen Tabellen erleichtern die Selbstkontrolle des Körpergewichts. Die *Gewichtstabellen 3* und *4* gelten nur für Erwachsene und beziehen die körperliche Konstitution in die Beurteilung ein.

Pulsmessung

Die ständige Pulskontrolle ist für ein richtig dosiertes Trablauftraining von entscheidender Bedeutung. Der Puls ist für den Trabläufer der wichtigste Meßwert, der über die Belastung und ihre Effektivität Auskunft gibt. Die Tabelle zeigt, welche Ruhewerte bei einem gesunden Menschen gefunden werden. Der selbstermittelte individuelle Puls sollte um nicht mehr als zehn – maximal um 15 – Schläge über den angegebenen Normalwerten liegen. Das gleiche gilt für die untere Grenze.
Liegt der individuelle Puls noch tiefer, dann dürften Sie schon über ein besonders leistungsfähiges Herz verfügen – etwa wenn Sie früher schon einmal Leistungssport betrieben haben. Der niedrigste bisher gemessene Puls bei einem internationalen Spitzensportler liegt übrigens bei 29 Schlägen in der Minute. Ein niedriger Puls bei Jugendlichen deutet auf ein gutes Herz-Kreislauf-System hin, das für Ausdauerleistungen prädestiniert ist.

Pulskontrollen

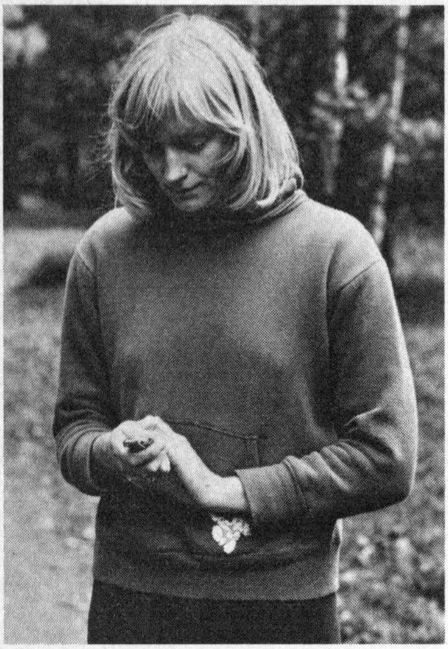

Messung am Handgelenk
(Pulsschlagader)

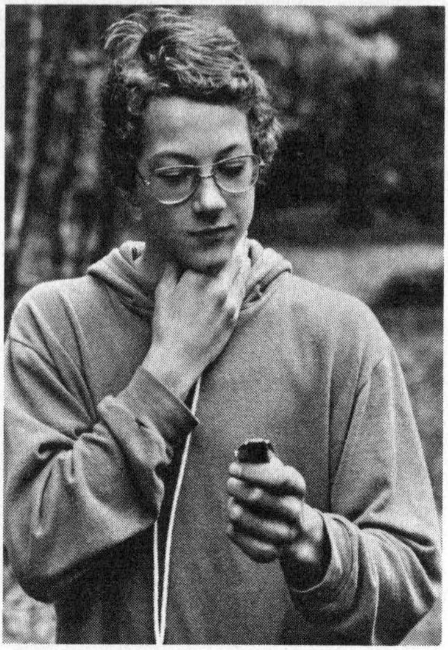

Messung am Hals
(Halsschlagader)

Es gibt zwei Methoden, den Puls zu messen: am Handgelenk oberhalb des Daumens an der Pulsschlagader oder an der Halsschlagader. Eine dritte Möglichkeit (Auflegen der flachen Hand an die untere linke Brustseite über dem Herzen) könnte beim Tragen eines warmen Trainingsanzugs zu Fehlwerten führen, weil der Puls durch den Anzug und die Unterkleidung hindurch nicht eindeutig zu erfassen ist. Außerdem könnte die Atmung störend wirken. Der Puls sollte mit dem Zeige- oder Mittelfinger gemessen werden (siehe Fotos).
Da der Puls besonders nach der Belastung schnell und ständig zurückgeht, sollte er sofort nach Beendigung der Trainingseinheit mit einer Meßdauer von zehn Sekunden kontrolliert werden. Die so festgestellten Herzschläge in zehn Sekunden werden mit sechs multipliziert. Dann erhält man die Pulsfrequenz pro Minute. Bei einer Meßdauer von mehr als zehn Sekunden werden die Werte immer ungenauer, da der Puls ja zurückgeht.
Schon der nach der geschilderten Methode festgestellte Puls entspricht nicht mehr ganz der tatsächlichen Pulszahl während des Trablaufs. Dieser Wert liegt noch um zehn bis 15 Schläge höher. Mit fortschreiten-

der Trainingserfahrung kann der Trabläufer den tatsächlichen Puls aufgrund von Eigenbeobachtungen mit nur geringen Abweichungen schätzen.
Die Beurteilung der Trainingsbelastung geschieht wieder nach einer Faustformel. Sie lautet:

180 Pulsschläge minus Lebensalter.

Ein 54jähriger Trabläufer sollte demnach einen Puls von 180 minus 54 gleich 126 nicht überschreiten. Bei dieser Herzschlagfrequenz arbeitet nämlich die Körpermuskulatur im *steady state*, oder anders gesagt: Die Trainingsbelastung geschieht im geforderten aeroben Bereich. Dieser Richtpuls (Trablaufpuls) sollte niemals unterschritten und nur leicht überschritten werden.
Die folgende Tabelle ermöglicht es dem Trabläufer, seinen eigenen Richtpuls je nach Lebensalter selbst zu bestimmen:

10 bis 15 Jahre	rund 165 Schläge pro Minute
15 bis 20 Jahre	160 bis 165 Schläge pro Minute
20 bis 30 Jahre	150 bis 160 Schläge pro Minute
30 bis 40 Jahre	140 bis 150 Schläge pro Minute
40 bis 50 Jahre	130 bis 140 Schläge pro Minute
50 bis 60 Jahre	120 bis 130 Schläge pro Minute
60 bis 70 Jahre	110 bis 120 Schläge pro Minute
70 bis 80 Jahre	100 bis 110 Schläge pro Minute

Der Richtpuls wird bei bisher untrainierten Trabläufern zu Beginn des Trainings sehr schnell erreicht sein. Deshalb sind ständige Zwischenkontrollen notwendig. Das Trablauftempo muß so niedrig sein, daß der Puls niemals über den Richtwert hinausgeht. Die zurückgelegte Strecke hat für den Trainingseffekt zunächst noch keinen Aussagewert.

Alter	Ruhepuls		Trablaufpuls
	Frauen	Männer	
10–11	85	82	ca. 165
12–13	88	90	ca. 165
14–15	84	85	ca. 165
16–17	82	81	160–165
18–19	77	75	160–165
20–29	70	70	150–160
30–39	74	72	140–150
40–49	74	70	130–140
50–59	74	70	120–130
60–69	74	72	110–120
über 70	74	72	100–110

Durchschnittlicher Ruhepuls und durchschnittlicher Trablaufpuls bei Männern und Frauen

Mit der Zeit wird der Trabläufer selbst feststellen, daß das bisher eingeschlagene Tempo zu niedrig ist, um den Richtpuls zu erreichen. Das ist das Indiz dafür, daß sich der Organismus schon der Belastung angepaßt hat. Nun erst kann das Tempo so weit gesteigert werden, bis der Richtpuls wieder erreicht ist. Gleichzeitig wird sich der Ruhepuls gesenkt haben.

Vor jedem Training sollte der Trabläufer sein eigenes Checkup durchführen. Unter den folgenden Gesichtspunkten ist von einer intensiven körperlichen Beanspruchung abzuraten (für den Anfänger stellt schon leichtes Traben eine Belastung dar):

- Vorliegen einer akuten oder chronischen Infektion mit ärztlicher Behandlung (Arzt fragen)
- Körpertemperatur von mehr als 38 Grad Celsius (Fieber)
- nach übermäßigem Alkoholgenuß (zum Abbau des Alkohols benötigt der Organismus mindestens zwölf Stunden)
- nach großer nervlicher Belastung (Stress) – der stark erhöhte Ruhepuls zeigt dies an (Training erst aufnehmen, wenn der Normalwert fast erreicht ist)

Andere Erkrankungen – wie hoher Blutdruck, Schilddrüsenüberfunktion, Rhythmusstörungen des Herzens bei verstärkter körperlicher Betätigung oder sonstige Organschäden – sind beim ärztlichen Checkup festgestellt und entsprechend beurteilt worden.

Kleidung und Ausrüstung des Trabläufers

Es ist nicht die Absicht dieses Kapitels, eine ‹Kleiderordnung› für Trabläufer aufzustellen. Es dürfte aber wohl einsichtig sein, daß zum Beispiel ein zweckmäßiger Trainingsanzug und orthopädisch richtiges Schuhwerk zum Laufen dazugehören. Die Kleidung sollte die folgenden Anforderungen erfüllen:

1. Sie muß so beschaffen sein, daß sie vor Regen, Wind und Kälte schützt. Ferner sollte sie den Körperschweiß gut aufsaugen können, luftdurchlässig sein und trotzdem die Körperwärmeabgabe regulieren. Bei starker Sonneneinstrahlung muß die Oberbekleidung reflektierend wirken.
2. Die Kleidung sollte leicht und in der Größe so bemessen sein, daß gymnastische Übungen – vor allem Dehn- und Lockerungsübungen – sowie der Trablauf selbst ohne Behinderung ausgeführt werden können. Aber auch zu große ‹schlotterige› Hosen oder Jacken stellen eine Erschwerung dar. Kleidung und Ausrüstung (Schuhe, Uhr, Waage usw.) müssen das Gefühl vermitteln, daß sie für den Trablauf und alle

Trainingsaufgaben, die sie nach dem Trainingsplan erfüllen, eine wirkliche und wirksame Unterstützung darstellen.

3. Alle Kleidungsstücke sollen pflegeleicht und gut zu waschen sein. Bei einer Wäsche dürfen sie nicht einlaufen oder verfilzen. Aus hygienischen Gründen wird die Unterkleidung bei 60 oder 90 Grad gewaschen. Die Oberbekleidung (der Trainingsanzug) sollte darüber hinaus bügelfrei sein. Der Woll-Kunststoffaseranteil beträgt in diesem Fall 40 Prozent zu 60 Prozent.

Zur Kleidungs-Grundausrüstung gehören

- zwei Turnhosen mit Slip aus Baumwolle mit großer Gesäßtasche und breitem, keineswegs zu engem Gummibund (zur Verhinderung von Seitenstechen); eine Hose kann weiß sein, die andere eine motivierende leuchtende Farbe haben; ein Schlitz an jeder Seite der Turnhose vergrößert deren Schwingungsweite
- gutsitzende Tennissocken aus Wolle oder Baumwolle (nicht zu dünn); sie saugen den Schweiß auf und verhindern somit Reibungen, Blasenbildungen und Hautabschürfungen
- Turn- oder Schweißhemden ohne Armansatz, mit kurzen und mit langen Ärmeln; die Länge der Hemden sollte ausreichen, um die Nierenpartien gut abzudecken; Polo- und Freizeithemden erfüllen diese Anforderungen (es muß ja nicht immer der letzte Schrei der Sportmode sein)
- leichter Woll- oder Baumwollpullover, der die Hüfte gut abdeckt
- zwei Trainingsanzüge aus Baumwolle, Wolle oder einem Syntheticmaterial mit einem entsprechenden Woll- oder Baumwollanteil; ein etwas schwererer und wärmerer Anzug für kalte Tage mit Kapuze: nach Möglichkeit eine gedeckte graue Farbe wählen, auf dem Schmutzflecken nicht so auffallen; der zweite Anzug aus dem oben beschriebenen Material sollte leichter sein; hier eine hellere Farbe wählen, damit das Sonnenlicht gut reflektiert wird (Tropenkleidung ist zum Beispiel aus diesem Grunde hell)
- für sehr niedrige Außentemperaturen eine lange Skiunterhose, die unter dem Trainingsanzug getragen werden kann; es genügt aber auch eine lange Unterhose
- eine Wollmütze mit Ohrenschutz; ein Paar Woll- oder Baumwollhandschuhe und ein Halstuch; eventuell ein Stirn- und ein Schweißband
- zum Schutz vor starker Sonneneinstrahlung eine leichte, luftdurchlässige Mütze mit langem Schirm, am besten eine Tennismütze
- ein Regen- und Windschutzanzug komplettiert die Kleidung; da dieser Anzug über dem Trainingsanzug getragen wird, muß er eine Nummer größer sein als dieser; darauf achten, daß die Jacke eine Kapuze und ein bis zwei Taschen mit Reißverschluß hat

Eine große Anzahl der hier aufgeführten Kleidungsstücke werden sich bei gezielter Suche im Kleiderschrank anfinden. Das reduziert die Kosten. Was fehlt, sollte nach und nach in einem Sportfachgeschäft zugekauft werden. Lassen Sie sich jedoch keine Modesportkleidung aufschwatzen. Sie ist immer teurer und oft unzweckmäßig.
Oft lohnt sich ein Preisvergleich in einem Konkurrenzgeschäft. Die Preisunterschiede können verblüffend sein. Fragen Sie auch nach Rabatten. Mit Verhandlungsgeschick lassen sich leicht 10 Prozent herunterdrücken. Mitglieder eines Sportvereins bekommen ohnehin in den meisten Sportgeschäften am Wohnort einen Nachlaß auf die Kaufsumme von etwa 10 Prozent.

Von größtem Wert für ein erholsames, beschwerdefreies und leistungsförderndes Trablauftraining sind die *Trainingsschuhe*. Mit zunehmender Leistungsfähigkeit, die einhergeht mit einer Umfangssteigerung der Trablaufbelastungen, nimmt die Bedeutung gutsitzender und zweckmäßiger Trainingsschuhe zu. Treffen Sie umsichtig und fachmännisch Ihre Wahl!
Die Schuhe sollten weiches, aber strapazierbares Oberleder und eine dicke, durchgehende, poröse und federnde Profilsohle besitzen. Die Profilsohle vermindert die Rutschgefahr. Achten Sie weiterhin auf ein eingearbeitetes Fußbett, auf eine gut ausgearbeitete Ferse und darauf, ob diese auch tatsächlich Ihre Fersen überdeckt. Die Fersen müssen glatt und ohne Druckschmerz verbreitende Nahtstellen gearbeitet sein. Um die Paßform zu prüfen, nehmen Sie zum Kauf ein Paar Socken mit. Der Schuh darf nicht zu klein sein und muß in Breite und Länge richtig sitzen.
Suchen Sie so lange, bis Sie für Ihren Fuß die richtigen Schuhe gefunden haben. Wenn der Arzt Ihnen beim körperlichen Checkup Einlagen verschrieben hat, müssen Sie diese bei der Wahl der Größe berücksichtigen. Lassen Sie sich in Ihrem Sportfachgeschäft auch Marathonschuhe zeigen. Diese Trainings- und Wettkampfschuhe, die für mehrstündige Laufbelastungen konstruiert worden sind, genügen in der Regel allen Anforderungen.
Blasen, lädierte Zehennägel, Waden-, Achillessehnen- und Schienbeinbeschwerden am unteren Bewegungsapparat lassen sich weitgehend durch richtige Trainingsschuhe vermeiden. Deshalb sollten Sie beim Kauf Ihrer Trainingsschuhe nicht sparen.
Da Sie Ihr eigener Trainer sind und die Belastungsgrößen (Umfang und Intensität) selbst bestimmen müssen, sollten Sie eine *Armbanduhr* mit großem Sekundenzeiger zur Verfügung haben. Steht ohnehin der Kauf einer neuen Uhr an, dann verlangen Sie eine wasserdichte und stoßgesicherte Uhr, die über ein gut ablesbares Zifferblatt (auch bei Dunkel-

heit) verfügt und die eine Stoppvorrichtung hat.
Wenn Sie keine *Personenwaage* für die Kontrolle des Körpergewichts im Hause haben, sollten Sie sich umgehend eine kaufen. Die Waage muß ohne Schwierigkeiten im Stehen abgelesen werden können. Die Eichung sollte nachregulierbar sein.
Ein *Schrittzähler* eignet sich sehr gut zur Feststellung der zurückgelegten Trablaufkilometer.
Abschließend drei Empfehlungen, wie Sie sich Kleidung und Ausrüstung bei unterschiedlichen Witterungsbedingungen zusammenstellen können:

1. Beispiel
Witterungsbedingungen: Temperaturen unter dem Gefrierpunkt, Wind und leichtes Schneetreiben
Kleidung: Turnhose, Schweißhemd mit langen Ärmeln, Tennissocken, lange Unterhose, leichter Pullover, warmer Trainingsanzug (eventuell darüber Wind- und Regenanzug), Wollmütze, Handschuhe und Schal (der beim Trablauf auch als Mundschutz gegen den Wind benutzt werden kann)
Ausrüstung: Trainingsschuhe, Uhr und eventuell Schrittzähler
Besonderer Hinweis: Bei großer Kälte empfiehlt es sich, zusätzlich unter dem Schweißhemd eine Tageszeitung als verstärkenden Wärmeschutz direkt auf den Körper zu legen (so machen es die Crossläufer bei Wettkämpfen auch)

2. Beispiel
Witterungsbedingungen: Zirka fünf bis zehn Grad Celsius, windig
Kleidung: Turnhose, Schweißhemd mit langen Ärmeln, Tennissocken, leichter Trainingsanzug, Windjacke
Ausrüstung: wie unter Beispiel 1

3. Beispiel
Witterungsbedingungen: rund 20 Grad Celsius, Sonne, windstill
Kleidung: weiße Turnhose, helles Schweißhemd ohne oder mit kurzen Ärmeln, Sonnenschutzmütze, eventuell dünnes Halstuch (um den Schweiß aus dem Gesicht wischen zu können) oder Schweißband, Tennissocken
Ausrüstung: wie unter Beispiel 1
Wenn Sie die ersten zehn Trainingseinheiten absolviert haben, brauchen Sie mit Sicherheit keine Ratschläge mehr. Sie werden dann unter Berücksichtigung der jeweiligen Witterungsbedingungen die zweckmäßigste Kleidung und die beste Ausrüstung leicht zusammenstellen können.
Zur ständigen Ausrüstung des Trabläufers sollten auch zwei Zehnpfen-

nigstücke gehören, damit im Notfall ein Arzt oder der Unfallwagen herbeigerufen werden kann. Dies gilt besonders für größere Laufgruppen und für solche Gruppen, die neue Trabläufer aufgenommen haben. Stellen Sie deshalb bei der Wahl Ihres Trainingsgeländes fest, ob Sie über einen öffentlichen Fernsprecher oder von einer nahegelegenen Wohnung aus Hilfe herbeirufen können.
Ein letzter Tip: Der Regenanzug sollte nur getragen werden, wenn es unbedingt erforderlich ist. Er vermittelt durch seine gute Isolierung eine Scheinwärme, die zu der Annahme verleitet, daß die ‹Betriebswärme› des Trabläufers erreicht sei. Die Folge ist ein zu frühes intensives Training bei noch nicht aufgewärmter und aufgelockerter Muskulatur, was leicht zu einer Muskelzerrung oder zu einem Muskelanriß führt.

Auswahl und Ortsbestimmung des Trablaufgeländes

Streckenauswahl
Das Trablauftraining kann nahezu überall ausgeführt werden – auf ruhigen Straßen, Bürgersteigen, Park-, Gelände-, Feld- und Waldwegen, Wiesen und Rasenflächen, Sportplätzen und Laufbahnen, am Strand und in Dünen. Schließlich darf in dieser Aufzählung auch nicht das Wohn- oder das Hotelzimmer, der Flur oder ein geeigneter Keller fehlen. Immer dann, wenn aus zeitlichen Gründen und extrem schlechten Witterungsbedingungen der gewohnte Park- oder Geländeweg nicht aufgesucht werden kann, wird der jeweils zur Verfügung stehende Raum zur Strecke für das Trablauftraining umfunktioniert. Auf der Stelle laufen ist besser als überhaupt nicht laufen!
Um das Trablauftraining wirkungsvoller, zeitsparender, freudvoller und erholsamer sowie mit geringeren Verletzungs- und Erkältungsrisiken auszuführen, sollten einige Hinweise bei der Wahl des Trainingsgeländes beachtet werden.
1. Stellen Sie eine Liste – eine Art Bestandsaufnahme – über alle im Umkreis von zirka fünf Kilometer zu Ihrer Wohnung liegenden Trablaufmöglichkeiten zusammen. Die obenstehende Aufzählung zeigt Ihnen, was Sie alles erfassen sollten. Fragen Sie Bekannte, Ortskundige, Wanderer und Ausdauersportler. Auch gute Wanderkarten helfen Ihnen weiter.
2. Versuchen Sie, die Entfernungen und Anfahrtszeiten zu den ermittelten Trablaufmöglichkeiten zu bestimmen. Finden Sie heraus, ob Parkwege, Sportplatzanlagen und ähnliches in den Abendstunden beleuchtet sind.

Die Trablaufstrecken auf Wald- oder Parkwegen sollten eben und in gutem Zustand sein (trocken, möglichst laubfrei und ohne Wurzelwerk). Federnder Nadelwaldboden bietet die besten Voraussetzungen.

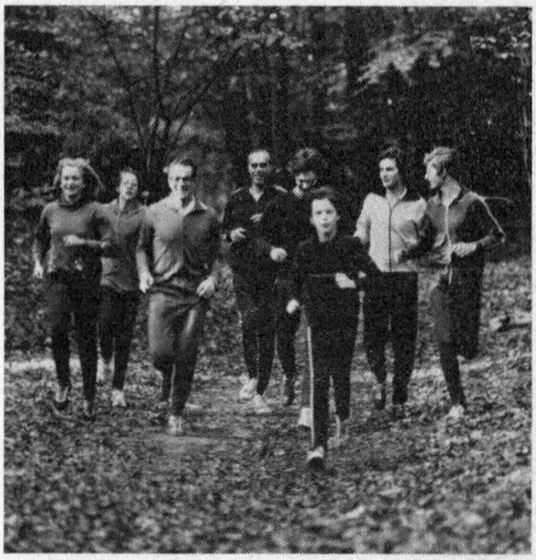

Waldspaziergänger und Trabläufer sollten Rücksicht aufeinander nehmen. Ein Gruß beim Vorbeilaufen wirkt oft Wunder.

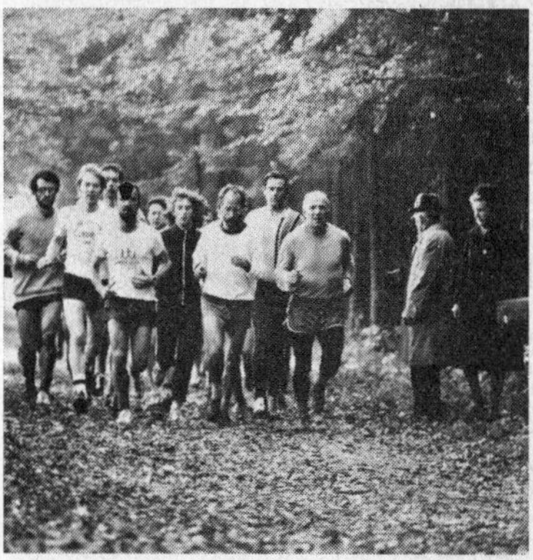

Die Trablaufstrecke für den Anfänger sollte nur ganz geringe Steigungen aufweisen. Sind sie unvermeidlich, dann empfiehlt es sich, diese Passagen im Gehen zu überwinden.

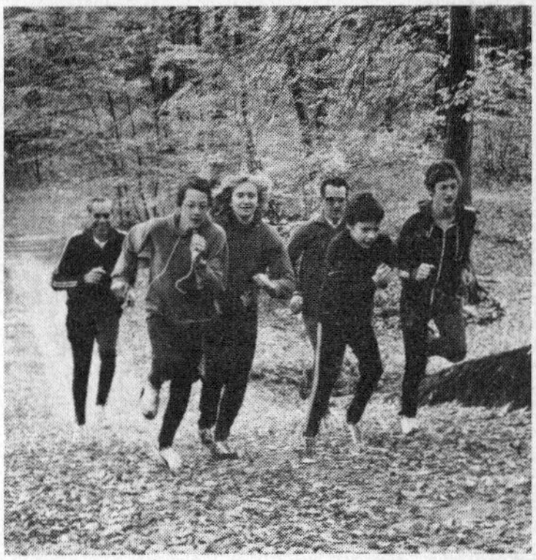

3. Um den Bewegungsapparat zu schonen, sollten Sie in Erfahrung bringen, wie die Wege beschaffen sind. Wurzelfreie Wege in Nadelwäldern sind am besten geeignet. Durch den Nadelbelag haben sie einen federnden Effekt; außerdem ist der Belag wasserdurchlässig. Waldwege sind generell sehr günstig, weil sie Schutz vor Wind, Regen und Kälte bieten und die Temperaturen im Sommer um einige Grad Celsius niedriger liegen als auf freien Flächen. Aber auch künstlich angeschotterte und präparierte Park-, Gelände- und Feldwege erfüllen ihren Zweck. Gelegentlich kann auch eine ruhige Straße oder ein Bürgersteig benutzt werden. Dies sollte jedoch nicht zur Regel werden; Straßenlärm, Abgase, Schmutz und harte Beläge trüben auf Dauer die Trablauffreude. Denken Sie daran, daß der Wald unser Sauerstoffspender ist. Und Sauerstoff ist nun einmal das Lebenselexier des Trabläufers und schlechthin jedes Ausdauersportlers.
4. Prüfen Sie, ob sich Umkleidemöglichkeiten mit Duschanlagen, einer Sauna oder einem Hallenschwimmbad zur Nutzung anbieten. Das ist besonders wichtig, um Erkältungskrankheiten vorzubeugen.
5. Tragen Sie die günstigsten Trablaufstrecken in Ihr Trainingsbuch nach dem folgenden Muster ein:

Bestandsaufnahme meines Trablauftrainingsgeländes

Bezeichnung des Geländes, Stadion, Sportplatzes usw.	Beschaffenheit	Streckenlänge	Entfernung zur Wohnung	Umkleidemöglichkeiten, Dusche, Sauna	Beleuchtung	Wird von Lauftreffgruppen genutzt; Trainingszeiten
Gruzenheimer Wald	ausgezeichnete Wege zum Teil mit Nadelbelag	3000 m 5000 m 10000 m 15000 m Rund-Strekken	4 km 5 Min. Autofahrt	nein	nein	Trainingszeit Samstag 14.00 Uhr
Uni-Stadion	Rasenfläche, 400-Meter-Aschenbahn	Einlaufstrecke ums Stadion ca. 600 m lang	5 km 6 Min. Autofahrt	ja	ja	jeden Donnerstag 18.00 Uhr

Streckenvermessung

Damit die geplanten Trablaufaufgaben einwandfrei zu lösen und zu bewerten sind, ist es erforderlich, einfache Meßgrößen aufzustellen und mit ihnen zu arbeiten.
1. Die besten Wege sollten ausgemessen werden, damit die zurückgelegten Trablaufkilometer genau bestimmt werden können.
2. Die Dauer des Trablaufs wird mit der Uhr ermittelt.
3. Nach Überwindung der sicher schwierigen Anfangsphase, die – wenn sie ohne Unterbrechung durchgeführt wird – rund sechs bis acht Wochen dauert, wird die Anfangstrablaufintensität bestimmt. Dazu muß

der Trablaufumfang in ein Verhältnis zur benötigten Zeit gesetzt werden. Die Berechnungsformel lautet: $V = \frac{S}{t}$ also Geschwindigkeit (V) gleich Strecke (S) geteilt durch Zeit (t), gemessen in Sekunden. Beispiel: 5000 Meter wurden in 35 Minuten zurückgelegt. Dies ergibt eine Geschwindigkeit von 2,38 m/sec. Um die Zeit herauszufinden, die im Durchschnitt für 1000 Meter benötigt wurde, dividiert man 1000 Meter durch 2,38 m/sec. Dies ergibt 420 Sekunden oder sieben Minuten.

4. Um den physiologischen Wirkungsgrad zu beurteilen, ist es wichtig, in regelmäßigen Zeitabständen die Herzschlagfrequenz a) vor der Belastung (in Ruhe), b) während der Belastung, c) unmittelbar nach der Belastung und d) drei Minuten nach der Belastung zu ermitteln.

Um diese vier wertvollen und wichtigsten Meßwerte exakt registrieren zu können, müssen Sie während des Trainings eine Armbanduhr oder eine Stoppuhr mitführen und die Länge der zurückgelegten Laufstrecke genau kennen.

Streckenmeßmethoden

Die wichtigsten und praktikabelsten Meßmethoden sind:

1. Das Abschreiten zu Fuß. Prüfen Sie auf einer 100-Meter-Laufbahn oder zwischen zwei Kilometersteinen, wie viele Einzel- oder Doppelschritte Sie für 100 Meter benötigen. Je nach Bein- und Schrittlänge werden 100 bis 110 Einzelschritte oder 50 bis 55 Doppelschritte erforderlich sein. Diese Methode eignet sich gut, um Wege bis zu 1000 Meter Länge auszumessen. Wenn Sie einen geraden Weg gefunden haben, der 500 Meter lang ist, verfügen Sie bereits über einen Trablaufweg von 1000 Meter Länge. Nach 500 Metern legen Sie einfach eine Wendemarke fest und laufen die gleiche Strecke zurück. Zur Durchführung des Intervall-Trablaufs genügt dies bereits. Um lange Strecken auszumessen, ist diese Methode jedoch weniger geeignet, da sie nicht ganz genau ist und sich deshalb bei längeren Distanzen größere Fehler einschleichen.

2. Sie messen Ihre ausgewählten Trainingsstrecken mit einem Schrittzähler aus. Der Schrittzähler muß vorher laut Bedienungsanleitung auf die durchschnittliche Schrittlänge eingestellt werden. Dabei ist zwischen Geh- und Trablaufschritt zu unterscheiden.

3. Sie legen die Strecke fest, indem Sie eine bestimmte Intensitätsstufe des Trablaufens wählen, zum Beispiel sieben Minuten pro Kilometer. Wenn Sie für eine Strecke 35 Minuten benötigen, dann ist sie rund fünf Kilometer lang. Diese Meßmethode ist die ungenaueste und setzt zudem ein sicheres Gefühl für das Lauftempo voraus. Ein solches Gefühl kann erst nach längerer Trainingsdauer erworben werden. Hochleistungssportler sind sogar in der Lage, die gelaufenen Trainingszeiten

über 200 oder 400 Meter auf die Zehntelsekunde genau anzugeben.
4. Mit dem Fahrradtachometer kann man schnell und recht genau längere Strecken ausmessen. Dies ist die einfachste Methode.
5. Es geht aber auch ohne Tachometer allein mit dem Fahrrad. Befestigen Sie in der Höhe des Ventils an der vorderen Radfelge einen roten Klebestreifen. Bei gut aufgepumptem Reifen stellen Sie dann den Radumfang fest. Markieren Sie mit einem Holz auf der Erde die Ausgangsposition und richten Sie den Klebestreifen auf diese Marke ein. Nach einer Radumdrehung – wenn sich der Klebestreifen wieder senkrecht auf der Erde befindet – machen Sie einen zweiten Strich und messen so mit einem Zollstock oder einem Bandmaß die zurückgelegte Strecke. Beträgt sie für eine Radumdrehung zum Beispiel 3,20 Meter, so benötigen Sie für 100 Meter 31,25 Umdrehungen und für 1000 Meter 312,5 Umdrehungen. Wenn Sie Ihr Fahrrad beim Meßvorgang gerade und stets auf den Innenseiten der Wegkurven führen, dann ist dies eine sehr genaue Methode.
6. Letztlich kann anhand des angegebenen Maßstabs auf Wanderkarten eine Trablaufstreckenlänge bestimmt werden. Karten mit dem Maßstab von 1:100000 sagen aus, daß ein Zentimeter auf der Karte 100 Meter in der Natur entspricht.
Beim Ausmessen der Strecke sollten Sie auf Zwischendistanzen achten (100, 200, 500, 1000 Meter usw.). Merken Sie sich diese Punkte anhand markanter Geländeformen (alleinstehende Eiche, Wegabzweigung, Findling). Errichten Sie am Wegrand kleine Steinhaufen oder bringen Sie diese Markierungen – falls erlaubt – mit Hilfe einer wetterfesten Lackfarbe (Sprühdose) an den Bäumen an. Bei mehreren Laufstrecken ist es ratsam, sich jeweils eine Skizze anzufertigen.
Überhaupt sollten Sie sich zwei oder drei unterschiedliche Trablaufstrecken auswählen. Dadurch gestaltet sich das Training abwechslungsreicher, weil man je nach Stimmung oder Wetterlage das passende Gelände auswählen kann. Auch Läufer der Spitzenklasse wechseln oft ihre Laufstrecken, um einen größeren psychologischen Effekt zu erzielen. Man ‹schindet› sich nicht immer in der gleichen Umgebung. Unbewußt ‹läuft› auch das Auge mit. Außerdem sollten sie berücksichtigen, daß Rundkurse wesentlich interessanter und abwechslungsreicher sind als Strecken mit Wendemarken.
Für den Trablaufanfänger empfiehlt es sich, Laufstrecken ohne Steigungen zu wählen. Die Überwindung eines Höhenunterschieds – gleich auf welcher Distanz – belastet den Kreislauf zusätzlich und vermindert möglicherweise die Gesamtdauer des Trainings. Ebene Laufstrecken eignen sich am besten. Erst später sollte eine leicht zu durchlaufende ‹Berg-und-Tal-Bahn› in Erwägung gezogen werden.
Die politisch verantwortlichen Frauen und Männer in den Gemeinden,

Städten und Kreisen können den Freizeitsportlern die Auswahl von Trablaufstrecken erleichtern. In Zusammenarbeit mit Sportvereinen, Sportämtern und Gartenbauämtern lassen sich sicher geeignete Rundkurse finden und entsprechend ausschildern.

Die Formen des Trablauftrainings

Training bedeutet überlegtes Handeln, um die gesteckten Ziele auf direktem Wege, in kürzester Zeit und unter Einhaltung einer Methode zu realisieren. Die Sportwissenschaft bietet für den Hochleistungssport eine große Zahl wertvoller Praktiken, Methoden und Formen an, die auf die Anforderungen des Trablauftrainings abgestimmt von größtem Nutzen sind. Das Trainingsschema auf Seite 73 verdeutlicht, welche Faktoren des Trainings für den Trablauf in Frage kommen. Bei der Planung und Durchführung des hier beschriebenen Trablaufprogramms sollte der Läufer alle Faktoren unter Beachtung seiner persönlichen Situation berücksichtigen.
Die Trainingsformen dienen der Entwicklung der konditionellen Leistungsfähigkeit des Sportlers. In der Trainingslehre werden die folgenden fünf Formeln unterschieden:
1. Koordination
2. Gelenkigkeit
3. Kraft
4. Schnelligkeit
5. Ausdauer

Für den Trablauf ist nur die Ausdauer in Verbindung mit einer dosierten Koordinations- und Gelenkigkeitsschulung von Bedeutung. Kraft und Schnelligkeit fallen in den Bereich der anaeroben Trainingsformen und haben auf das allgemeine Ausdauertraining keinen Einfluß. Das *Ziel* des Trablaufs ist, die aerobe Ausdauer zu trainieren und über sie einen möglichst hohen Grad an körperlicher und seelischer Gesundheit zu erreichen.
Ausgangspunkt des Trablauftrainings ist die derzeit maximale Kreis-

Die wichtigsten Faktoren des Trablauftrainings

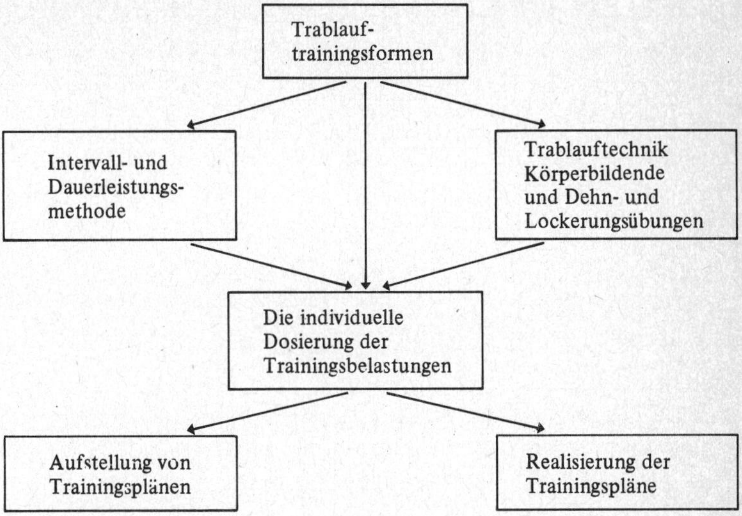

laufleistungsfähigkeit des Trabläufers, die vom Arzt beim Checkup festgestellt wurde. Die Wirkungsweise der Trablaufbelastungen richtet sich nach folgenden wissenschaftlich ermittelten Grundwerten:

- Überschreitet die Belastung niemals die 20-Prozent-Grenze der maximalen Leistungsfähigkeit, treten zusätzliche Leistungs- und Funktionseinbußen ein.
- Bewegt sich die Belastung zwischen 20 und 30 Prozent, bleibt der momentane Leistungsstand unverändert (indifferente Zone).
- Bei einer Belastung zwischen 30 und 50 Prozent können bei Untrainierten die ersten, wenn auch geringen Trainingsreize festgestellt werden.
- Erst jenseits der 50-Prozent-Grenze setzen deutliche Trainingserfolge ein. Die Leistungsfähigkeit des Trabläufers sollte langsam in den Bereich bis zur 70-Prozent-Grenze vorrücken. Hier ist in bezug auf das Ausmaß der Anpassung und auf die dabei aufgewandte Trainingszeit ein Optimum erreicht.
- Leistungssportler und Spitzensportler gelangen durch ihr Training bis an die absolute körperliche Leistungsfähigkeit.

Die Kreislaufbelastungsgrenze kann nach Professor Hollmann auch so bestimmt werden (Annäherungswerte):

20 bis 30 Jahre	195 Schläge pro Minute (180 bis 210)
31 bis 40 Jahre	190 Schläge pro Minute (175 bis 200)
41 bis 50 Jahre	182 Schläge pro Minute (170 bis 190)
51 bis 60 Jahre	170 Schläge pro Minute (160 bis 180)
61 bis 70 Jahre	162 Schläge pro Minute (150 bis 170)
71 bis 80 Jahre	145 Schläge pro Minute (135 bis 150)

Diese Werte gelten natürlich nur für körperlich gesunde Menschen ohne ständiges Ausdauertraining. Durch das Trablauftraining erhöhen sich mit der Zeit die altersentsprechende maximale Kreislaufbelastungsgrenze und die absolute körperliche Leistungsfähigkeit.

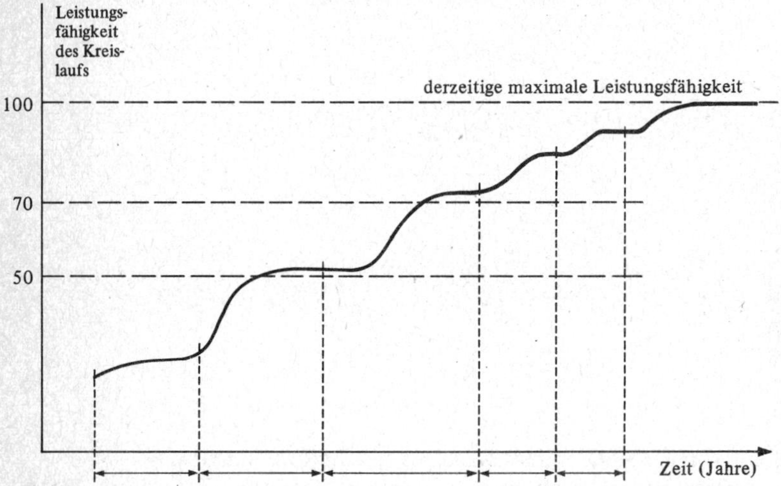

Aufeinanderfolgende Trainingsperioden zur Verbesserung des Kreislaufs

Die Trablaufbelastung liegt im Bereich zwischen 50 und 70 Prozent der jeweiligen maximalen Leistungsfähigkeit.

Das Wandern

Das Wandern wird mit Recht als die Grundform der Ausdauerschulung angesehen. Zu Beginn des Trainings, vor allem dann, wenn in den letzten Jahren kein Sport mehr getrieben wurde, empfiehlt sich das Wandern zur Entwicklung einer guten Ausdauergrundlage. Es muß auch dann nicht aufgegeben werden, wenn regelmäßig ein Trablauf- oder Dauerlauftraining absolviert wird. Zudem ladet das Wandern geradezu ein, mit der gesamten Familie neue Trablaufstrecken zu erkunden. Das Wandern sollte mit entsprechender Kleidung und passendem Schuhwerk (oder mit der Trablaufausrüstung) ganzjährig erfolgen.

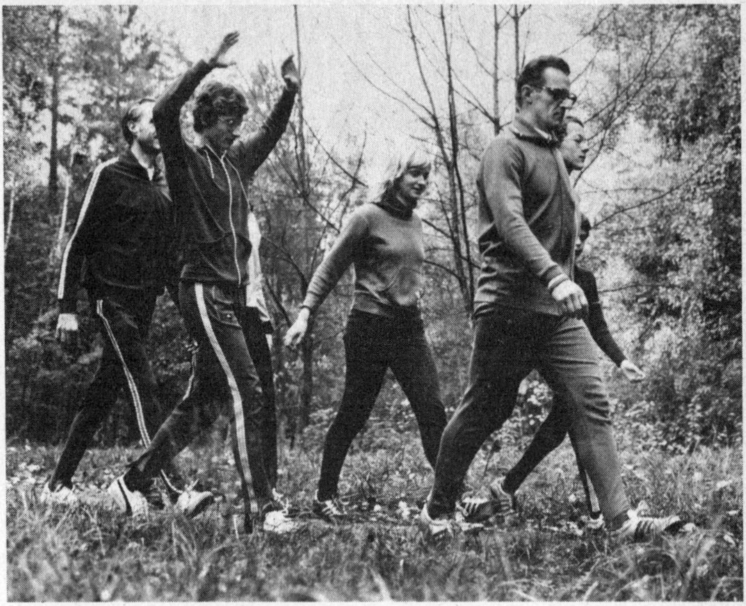

Wandern mit Trainingsanzug

Von Zeit zu Zeit sollten während des Gehens leichte Dehn- und Lockerungsübungen durchgeführt werden.

Zu Beginn des Trainings empfiehlt es sich, nur flache Wanderwege auszuwählen. Erst später können hügelige Strecken zusätzlich in das Programm aufgenommen werden. Durch das Wandern soll eine schonende Anpassung des Atmungs- und Herz-Kreislauf-Systems und des Muskelstoffwechsels an die spätere Laufbelastung erreicht werden. Der Bewegungsapparat (Sehnen, Bänder und Skelettmuskeln) erfährt eine Kräftigung. Deshalb ist Wandern – vor allem für Anfänger – die beste Vorbereitung auf länger andauernde Trab- oder Dauerlaufbelastungen.

Das Wandern ist zudem eine gute Koordinationsschulung und hilft mit, den individuellen Laufstil zu finden. Daher sollte auf folgende Punkte geachtet werden: aufrechte Körperhaltung, leichte Nackenlage des Kopfes und Mitschwingen der Arme, um den Schritt aktiv zu unterstützen.

Auch die Atmung des Trablaufs kann beim Wandern erprobt werden. Am besten ist die kombinierte Mund- und Nasenatmung, um möglichst viel frische Luft ein- und möglichst viel verbrauchte Luft auszuatmen.

1. Aufgabe 45 Min. zügiges Wandern, Tempo gelegentlich verschärfen und dann wieder ruhiger gestalten

Länge: 5400 m

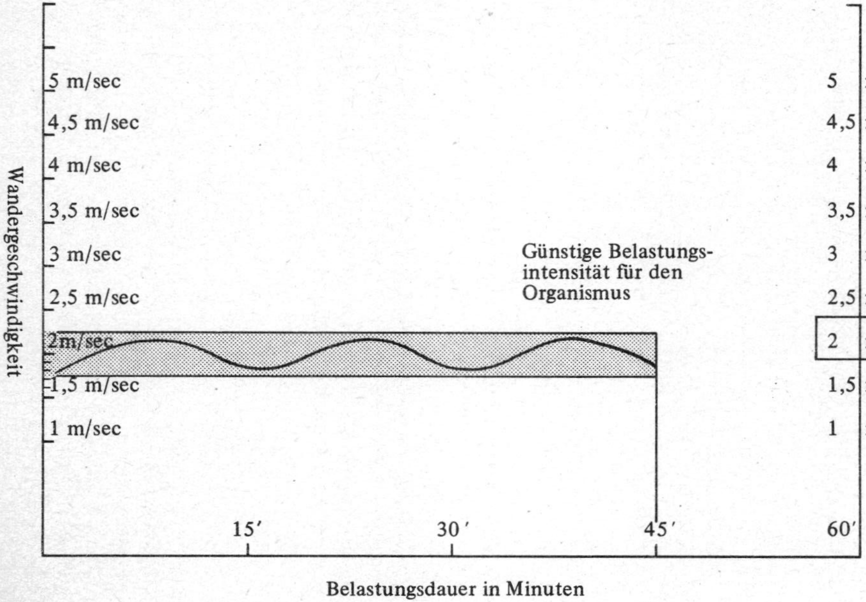

		in 45 Minuten
5	m/sec = 3.20 Min./1000 m	13 500 m
4,5	m/sec = 3.42 Min./1000 m	12 200 m
4	m/sec = 4.10 Min./1000 m	10 800 m
3,5	m/sec = 4.45 Min./1000 m	9 500 m
3	m/sec = 5.30 Min./1000 m	8 200 m
2,5	m/sec = 6.40 Min./1000 m	6 750 m
2	m/sec = 8.20 Min./1000 m	5 400 m
1,5	m/sec = 11.00 Min./1000 m	4 100 m
1	m/sec = 16.40 Min./1000 m	2.700 m

Der Atem-Schritt-Rhythmus dient der richtigen Einschätzung der Laufintensität.

4:4-Atem-Schritt-Rhythmus	niedrige Intensität und niedriger Anstrengungsgrad
3:3-Atem-Schritt-Rhythmus	mittlere Intensität und mittlerer Anstrengungsgrad
2:2-Atem-Schritt-Rhythmus	hohe Intensität und hoher Anstrengungsgrad
1:1-Atem-Schritt-Rhythmus	maximale Intensität und maximaler Anstrengungsgrad

Für den Trablauf und seine Vorstufe das Wandern bietet sich der 4:4-Atem-Schritt-Rhythmus oder der 3:3-Atem-Schritt-Rhythmus an. Die Verhältniszahlen geben an, auf wie viele Schritte jeweils ein- und ausgeatmet wird. Beispiel: beim 4:4-Atem-Schritt-Rhythmus während der ersten vier Schritte einatmen und während der folgenden vier Schritte ausatmen.

Nun zu zwei Trainingsaufgaben. Die erste Aufgabe ist auf Seite 76 grafisch dargestellt, um zu zeigen, welche Intensität erforderlich ist, um einen Anpassungsreiz durch die Organsysteme zu gewährleisten. Gleichzeitig erläutert diese Grafik, wie die verschiedenen Intensitätsstufen zu bestimmen sind.

Die zweite Trainingsaufgabe besteht lediglich in einer Erweiterung der Belastung. Statt 45 Minuten wird nun eine Stunde gewandert. Dabei sind in bestimmten Abständen die Gehtempi zu wechseln. Beispiel: die ersten 1000 Meter sind in acht Minuten und 30 Sekunden zurückzulegen, die zweiten 1000 Meter in genau acht Minuten, die dritten 1000 Meter wieder in acht Minuten und 30 Sekunden und so weiter. Als ‹Nebenprodukt› kann so das persönliche Einschätzen des jeweils gewählten Tempos gelernt werden.

Denken Sie dabei auch an die regelmäßigen Pulskontrollen!

Gewandert sollte so lange werden, bis der Trabläufer aufgrund der ermittelten Werte meint, ohne Schwierigkeiten auf die nächste Stufe des Trablaufprogramms wechseln zu können.

Die Intervallmethode

Mit dem Wandern ist die Vorbereitungsphase des Trabläufers abgeschlossen. Er kann sich nun dem eigentlichen Training widmen. Die Leichtathletiklehre unterscheidet zwischen den beiden Grundprinzipien der Intervall- und Dauerlaufmethode. In der Praxis der weltbesten Mittel- und Langstreckenläufer hat sich eine optimale Mischung dieser beiden sich ergänzenden Trainingsmittel als wirksamstes Rezept zur

Erreichung von Spitzenleistungen erwiesen. Die Intervall- und die Dauerlaufmethode gehen von verschiedenen Belastungsstufen des Herz-Kreislauf-Systems und des Stoffwechsels aus. Mit ihren Mischformen lassen sie sich in diesem Schema zusammenfassen:

anaerobe Wirkungsweise	aerob-anaerobe Wirkungsweise	aerobe Wirkungsweise
Tempoläufe	Intervalldauerlauf	langsamer Dauerlauf
Intervallsprints	Fahrtspiel	schnellerer Dauerlauf

Alle sechs Formen finden sich letztlich im Wettkampf wieder, wobei das Rennen als solches als siebente Mischform anzusehen ist.

Das Prinzip des Intervalltrainings beruht auf einem ständigen Wechsel zwischen Belastung und einer zeitlich begrenzten Pause. Beide Komponenten müssen entsprechend der Trainingszielsetzung formuliert und aufeinander abgestimmt werden. Die Pause zwischen den Belastungen wird Intervall genannt; dieser Begriff wurde aus der Musiklehre entlehnt.

Durch die rhythmische Anordnung von Belastung und Intervall ergibt sich ein günstiger Anpassungseffekt an die Organsysteme und Muskulatur. Dieser Reiz zur Leistungssteigerung wird sowohl während der Belastung selbst als auch in der Pause erzielt, und zwar in ihrem ersten Drittel. Von der Spezifik der Belastung, von der Intensität und vom Belastungsumfang hängt es ab, ob vorrangig Kraft, Schnelligkeit oder Ausdauer trainiert werden soll.

Anhand einer typischen Intervalltrainingsaufgabe aus dem Bereich des Mittelstreckenlaufs können Aufbau und Wirkungsweise dieser Methode erläutert werden:

Trainingsaufgabe: 10mal 400 Meter in 70 Sekunden mit einem Intervall von einer Minute und 30 Sekunden

Trainingsziel: Entwicklung der aeroben Ausdauer und Gewöhnung an eine höhere Laufgeschwindigkeit

Trainingsort: Sportplatz mit Aschenlaufbahn oder ebene und vermessene Strecke im Gelände

Trainingsmonat: April

Die Einzelbelastung beträgt also 400 Meter, der Gesamtumfang 4000 Meter. Die festgelegte Zeit für das Intervall ist mit 90 Sekunden angegeben. Die Belastungsintensität oder Reizstärke dauert 70 Sekunden. Aufgrund dieser Werte schließt der Experte, daß es sich um eine mittlere bis submaximale Intensität handelt. Sie gehört demnach in den Bereich zwischen 50 und 70 Prozent der derzeit verfügbaren maxima-

Trainingsaufgabe nach der Intervallmethode
10 x 400 m in 70 sec, Pause 1½ Minuten
(Beispiel für den Spitzensport)

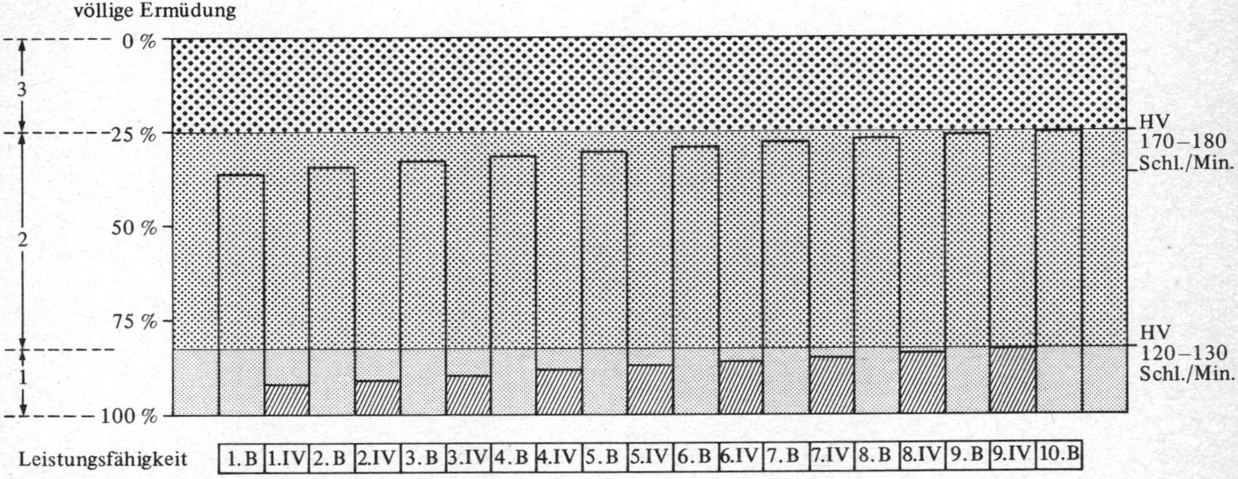

B = Belastung IV = Intervall HV = Herzschlagfrequenz

1 Bereich der mittleren Intensität
2 Bereich der submaximalen Intensität
3 Bereich der maximalen Intensität

len Leistungsfähigkeit, wobei sie sich eher der oberen Grenze annähert. Trainingseffekt dieser Aufgabe ist die Verbesserung der allgemeinen aeroben Ausdauer und bis zu einer gewissen Grenze auch die der anaeroben Ausdauer. Die Pause führt nicht zur vollen Erholung. Bei Intervallende beträgt die Pulsfrequenz des so trainierten Athleten zwischen 120 und 125 Schläge in der Minute. Sollte die Frequenz unter diesen Wert absinken, ergeben sich für die nachfolgenden Belastungen schlechtere Arbeitsbedingungen; denn der Organismus und die Stoffwechselmechanismen haben unterhalb des Pulses von 120 bis 125 bereits eine Umschaltung auf Ruhe eingeleitet. Das bedeutet, daß der ganze Stoffwechselprozeß von neuem ‹angeheizt› werden muß. Das Absolvieren der nächsten Belastungen fällt dem Athleten dann spürbar schwerer.

Eine Pulsfrequenz von rund 120 Schlägen in der Minute bedeutet aber nicht in jedem Fall ‹grünes Licht› für die folgende Belastung. Die Muskulatur kann zum Beispiel noch ‹schwer› und ‹sauer› sein. Außerdem kann die psychische Bereitschaft zum Weiterlaufen fehlen. In diesem Fall ist es ratsam, die Trainingsaufgabe zu verändern – im Sinne von Entschärfen – oder das Training ganz abzubrechen. Die Vermutung eines Übertrainings liegt nahe, wenn die Folgen leichter Erkältungskrankheiten wie Schnupfen oder Husten auszuschließen sind. Abhängig von der Intensität der Belastungen werden während ihrer Ausführung Pulsfrequenzen von 170 bis 190 Schlägen pro Minute und auch darüber hinaus registriert.

Mit dem Intervalltraining ist es ferner möglich, das Tempogefühl des Athleten zu fördern oder ihn an die Intensität der Wettkampfbelastung heranzuführen.

Die Intervallmethode ermöglicht eine Vielzahl von Kombinationen in der Aufgabenstellung. Es können

- die Streckenlängen verkürzt oder erweitert werden
- die Intervalle (Pausen) zeitlich verändert werden
- die Intensitäten verschärft oder reduziert werden
- der Gesamtumfang verringert oder erhöht werden
- zum Intervall Serienpausen eingeschaltet werden

Beispiel: fünfmal 200 Meter in 32 Sekunden mit einem Intervall von 90 Sekunden; fünf Minuten Serienpause (Erholung); fünfmal 300 Meter in 50 Sekunden mit einem Intervall von zwei Minuten und 30 Sekunden; sechs Minuten Serienpause (Erholung); fünfmal 200 Meter in 30 Sekunden mit einem Intervall von 90 Sekunden.

Wenn vornehmlich die allgemeine aerobe Ausdauer trainiert werden soll, muß die Intensität stark herabgesetzt werden. Dafür erhöhen sich Belastungslänge und Umfang. Um die Wirkung zu steigern, kann die Pausenlänge eingeschränkt werden. Eine solche Trainingsaufgabe sähe

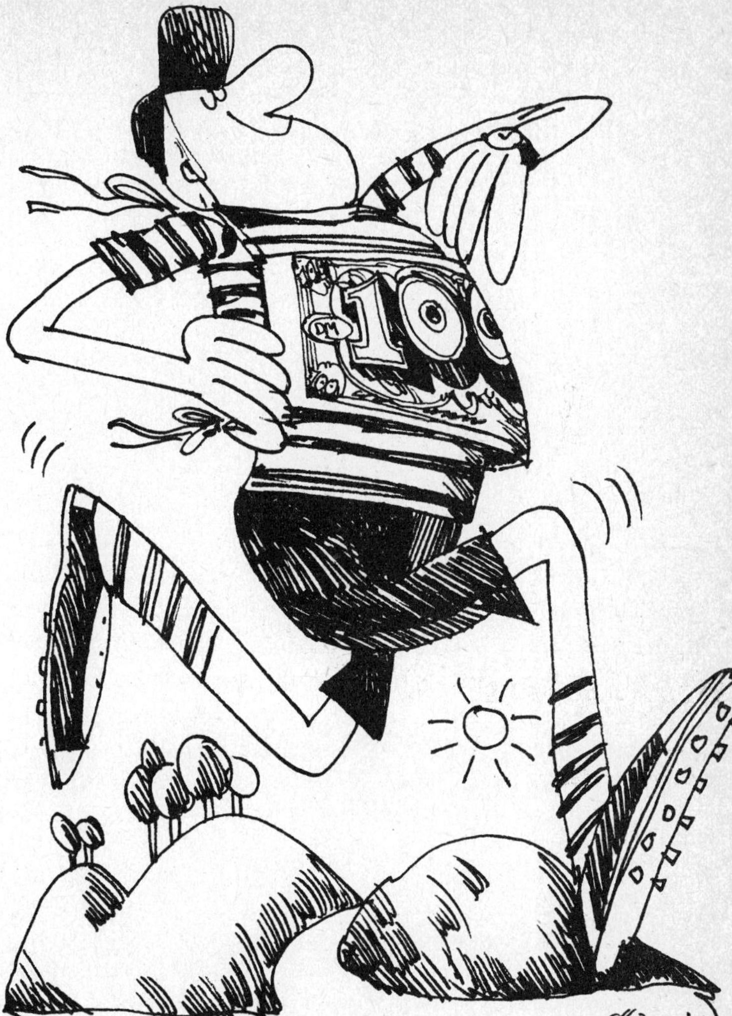

Lieber langsamer . . .

zum *Beispiel* so aus:
15mal 500 Meter in 90 bis 95 Sekunden mit Intervallen von 90 Sekunden als Trabpausen. Diese Trainingsform wird *Intervalldauerlauftraining* genannt. In der Vorbereitungsperiode auf die kommende Wettkampfsaison (November bis April) führen die Läufer der Spitzenklasse ein solches Training gern durch, weil es eine willkommene Abwechslung zum Dauerlauftraining darstellt.
Im Rahmen des Trablauftrainings hat die Intervallmethode folgende Aufgaben zu erfüllen:

- Sie ist eine Einführungsmethode, um mit kleinen dosierten Schritten zu höheren Trablaufbelastungen zu kommen.
- Sie eignet sich dazu, die Organsysteme, die Muskulatur und das Nervensystem nach und nach an einen steigenden Trablaufumfang und später an eine Intensivierung zu gewöhnen (mittlere Intensität).
- Sie kann benutzt werden, wenn nur eine kurze Laufstrecke zur Verfügung steht und der Läufer auf das Trablauftraining nicht verzichten will.
- Sie kann den Abschluß einer Vorbereitungsphase bilden, wenn der Läufer beabsichtigt, an Wettkämpfen (Geländeläufe, Straßenläufe, Volksläufe, Bahnläufe) teilzunehmen.

Generell muß aber gesagt werden, daß die Intervallmethode für den Trabläufer längst nicht den Wert der Dauerlaufmethode erreicht, bei der der zu erwartende gesundheitliche Effekt erheblich größer ist. Wegen der Geh- und/oder Trabpausen zwischen den Belastungen bietet sich das Intervalltraining jedoch vor allem für den Anfänger an. Zwei speziell auf das Trablaufen abgestimmte Trainingsformen werden dies zeigen. Alle beschriebenen Beispiele gelten für einen ca. 40jährigen Mann und sind – was Herzschlagfrequenz und Trablaufgeschwindigkeit anbetrifft – für jede Altersgruppe selbst zu ermitteln bzw. auszuprobieren.

Das Minutentraben nach dem Pyramidensystem

Das Minutentraben nach dem Pyramidensystem hat den Vorzug, daß es überall und in unterschiedlichen Belastungskombinationen individuell durchgeführt werden kann. Mit kleinen Umfangserhöhungen gelingt es dem Trabläufer spielend, Schritt für Schritt und Tag für Tag zu höheren Trablaufbelastungen zu gelangen. Dabei ist aber die Gesetzmäßigkeit zu beachten, daß mit der Zunahme der Leistungsfähigkeit zunächst nur eine Umfangssteigerung im Sinne der Erhöhung der Zahl der Belastungsphasen gemeint ist.

Aufgabe 1

Die erste Belastung besteht aus einem Trablauf von zehn Sekunden. Daran schließt sich ein Intervall von ebenfalls zehn Sekunden an. Die

Aufgabe 1 nach dem Pyramidensystem

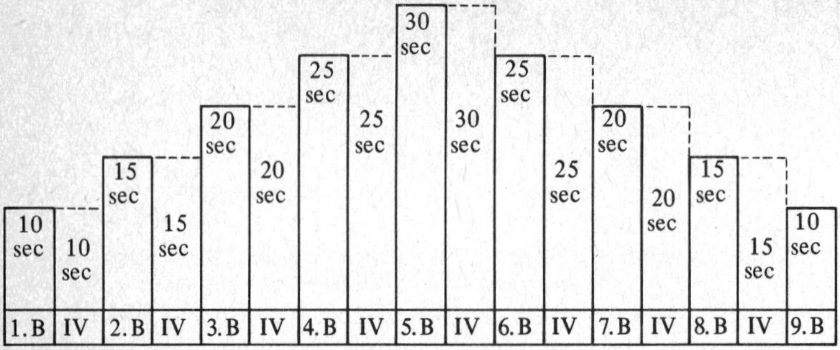

B = Belastung
IV = Intervall oder Pause

HV ca. 130–140 während der Belastung und ca. 80–110 am Ende des Intervalls

Aufgabe 2 nach dem Pyramidensystem

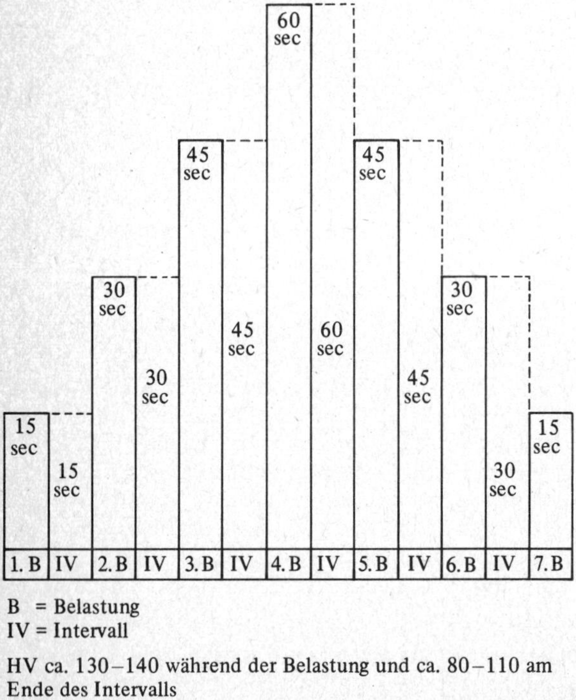

B = Belastung
IV = Intervall

HV ca. 130–140 während der Belastung und ca. 80–110 am Ende des Intervalls

zweite Belastung geht über 15 Sekunden und endet mit einem Intervall von 15 Sekunden. Diese Belastungssteigerung führt zu einem Trablauf von 30 Sekunden Dauer. Danach senkt sich die Belastung wieder, bis sie den Ausgangswert von zehn Sekunden erreicht hat. Zur schnellen Regenierung wird ein erholsames Ausgehen von zwei bis fünf Minuten Dauer empfohlen.
Während der Belastung sollte der Trablaufpuls nicht über den individuellen Richtwert hinausgehen; am Ende der Pausen muß er sich um 30 bis 50 Schläge gesenkt haben. Andernfalls sind die Pausen zu verlängern. Die konstante Trablaufgeschwindigkeit beträgt rund zwei Meter pro Sekunde. In zehn Sekunden werden also 20 Meter zurückgelegt; bei einer Belastung von 30 Sekunden sind es 60 Meter. Insgesamt besteht diese Aufgabe aus einer Belastung von 185 Sekunden oder 370 Metern und einem Intervall von 160 Sekunden.
In den Pausen erfolgt eine aktive Erholung. Darunter ist ein langsames Gehen zu verstehen mit einigen Lockerungs- und Dehnübungen – wie

Aufgabe 3 nach dem Pyramidensystem

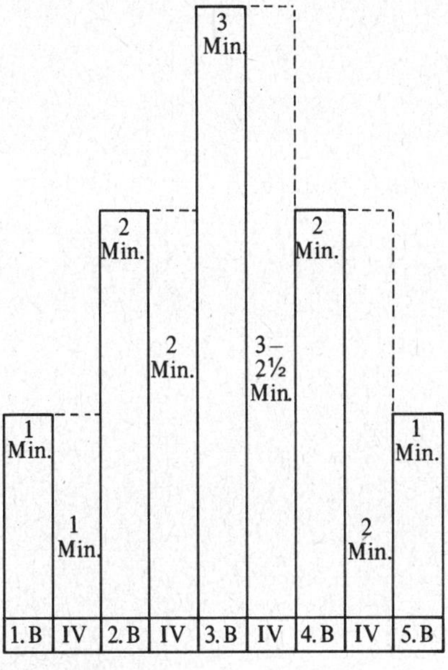

B = Belastung
IV = Intervall

HV ca. 130–140 während der Belastung und ca. 80–110 am Ende des Intervalls

Füße ausschütteln, Strecken des Körpers und Hochführen der Arme über und hinter den Kopf. Bei diesen Übungen sollte – ebenso wie bei der Pulskontrolle – das Gehen nicht unterbrochen werden.

Aufgabe 2
Diese Aufgabe unterscheidet sich von der ersten nur durch die Erhöhung der einzelnen Belastungsphasen. Sie steigern sich von 15 bis zu 60 Sekunden, also von 30 bis zu 120 Metern. Die Intervalle sind entsprechend angepaßt. Die gesamte Belastung besteht aus 240 Sekunden oder 480 Metern; die Pausenlänge beträgt 225 Sekunden.

Aufgabe 3
Die dritte Trablaufaufgabe nach dem Pyramidensystem beginnt bereits mit einer Belastung von 60 Sekunden und führt bis zu einem Trablauf von drei Minuten Dauer. Bei einer Gesamtbelastung von neun Minuten werden insgesamt 1080 Meter zurückgelegt.
Diese drei Beispiele bieten je nach körperlicher Fitness unter anderem folgende Kombinationsmöglichkeiten an:
- Aufgabe 1 im Anschluß an das Programm noch einmal wiederholen
- Aufgabe 1 mit Aufgabe 2 verbinden
- Aufgabe 2 dreimal wiederholen (eventuell mit kurzen Erholungsphasen zwischen den Serien von drei bis fünf Minuten Dauer)
- Aufgabe 3 ausbauen, indem die Belastungen nicht um jeweils eine Minute gesteigert bzw. gesenkt werden, sondern nur um 30 Sekunden (Belastungszeit gleich Intervallzeit)
- Aufgabe 3 mit einer Anfangsbelastung von zwei Minuten beginnen und über die Höchstbelastung von vier Minuten wieder auf zwei Minuten zurückführen.

Der Intervalltrablauf
Eine andere Trainingsform der Intervallmethode ist der Intervalltrablauf. Hier werden die Belastungen nicht nach der gelaufenen Zeit beurteilt, sondern nach der zurückgelegten Strecke. Die Zeiten stellen nur noch Richtwerte dar, in deren Rahmen der Trabläufer sein Tempo anhand seines Trablaufpulses (Richtpuls) selbst wählt.

Aufgabe 1
Zehnmal 100 Meter in der Zeit zwischen 35 und 40 Sekunden: die Intervalle betragen jeweils eineinhalb bis zwei Minuten. Gesamtlaufstrecke: 1000 Meter

Aufgabe 2
Achtmal 200 Meter in der Zeit von rund 80 Sekunden; die Intervalle betragen jeweils zwei Minuten. Gesamtlaufstrecke: 1600 Meter.

Drei Intervalltrablaufaufgaben

1. B	IV	2. B	IV	3. B	IV	4. B	IV	5. B	IV	6. B	IV	7. B	IV	8. B	IV	9. B	IV	10. B
100 m	Gehpause 1½–2 Min.	100 m	Gehpause 1½–2 Min.	100 m	Gehpause 1½–2 Min.	100 m	Gehpause 1½–2 Min.	100 m	Gehpause 1½–2 Min.	100 m	Gehpause 1½–2 Min.	100 m	Gehpause 1½–2 Min.	100 m	Gehpause 1½–2 Min.	100 m	Gehpause 1½–2 Min.	100 m
35–40 sec		35–40 sec		35–40 sec		35–40 sec		35–40 sec		35–40 sec		35–40 sec		35–40 sec		35–40 sec		35–40 sec
HV 130–140 Schl./Min.																		*HV* 135–145 Schl./Min.

1. Aufgabe: 10 x 100 m; 35–40 sec, Gehpause 1½–2 Min., HV bei Belastung ca. 130–140, IV 80–110 Schl./Min.

1. B	IV	2. B	IV	3. B	IV	4. B	IV	5. B	IV	6. B	IV	7. B	IV	8. B
200 m	Gehpause 2 Min.	200 m	Gehpause 2 Min.	200 m	Gehpause 2 Min.	200 m	Gehpause 2 Min.	200 m	Gehpause 2 Min.	200 m	Gehpause 2 Min.	200 m	Gehpause 2 Min.	200 m
ca. 80 sec		ca. 80 sec		ca. 80 sec		ca. 80 sec		ca. 80 sec		ca. 80 sec		ca. 80 sec		ca. 80 sec

2. Aufgabe: 8 x 200 m in ca. 80 sec, Gehpause 2 Min., HV bei Belastung ca. 130–140, bei IV 80–110 Schl./Min.

B = Belastung IV = Intervall = Pause HV = Herzschlagfrequenz/Minute

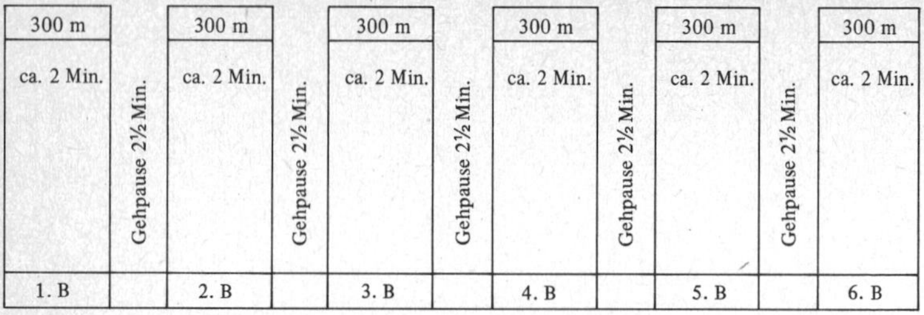

3. Aufgabe: 6 × 300 m in ca. 2 Min., Gehpause ca. $2^1/_2$ Min.
HV bei Belastung ca. 130–140, bei IV 80–110 Schl./Min.

Aufgabe 3

Sechsmal 300 Meter in der Zeit von rund zwei Minuten: die Intervalle betragen jeweils zweieinhalb Minuten. Gesamtlaufstrecke: 1800 Meter.

Auch diese Aufgaben lassen sich untereinander kombinieren, zum *Beispiel*:

- fünfmal 100 Meter und fünfmal 200 Meter (insgesamt 1500 Meter)
- zweimal 200 Meter, zweimal 300 Meter, zweimal 200 Meter (insgesamt 1400 Meter)
- Streckensteigerung nach dem Pyramidensystem wie 100 Meter, 200 Meter, 300 Meter, 200 Meter und 100 Meter (insgesamt 900 Meter) oder 100 Meter, 200 Meter, 300 Meter, 300 Meter, 200 Meter, 300 Meter, 200 Meter und 100 Meter (insgesamt 1700 Meter).

Der Trabläufer sollte es aber zu diesem Zeitpunkt vermeiden, die Gesamtlaufstrecke auf über 2000 Meter auszudehnen. Auch wenn die Strecken in der Richtzeit und mit dem Richtpuls leicht bewältigt werden können, heißt es noch nicht, daß der Organismus auf größere Dauerbelastungen eingestellt ist. Er wäre jetzt zwar in der Lage, kurzfristig eine intensivere Arbeit zu leisten als vor Beginn des Trablauftrainings; er braucht aber auch eine Konsolidierungsphase zur Absicherung der gesteigerten Leistungsfähigkeit.

Eine Mäßigung des persönlichen Ehrgeizes ist deshalb angebracht. Wer in einer Gruppe trainiert, wird ohnehin Rücksicht auf die leistungsmäßig schwächeren Läufer nehmen.

Ferner gibt es eine ganze Reihe von Gründen, die einem vorschnellen Leistungsaufbau entgegenwirken können. Langweilig braucht das Training bei gleichem Programm und gleichen Belastungsstufen nicht zu werden. Aus der Fülle der zusätzlichen Angebote, die keine Ersatzlösungen sind, seien erwähnt:

- Verbesserung des Laufstils
- Verbesserung der Atem-Schritt-Technik
- Abtrainieren von Übergewicht

- Aufnahme von gymnastischen Übungen in das Programm
- Erkunden von neuen Trablaufstrecken während des Trainings
- Einschätzen von Pulsfrequenz und Lauftempo
- Erproben neuer Trablaufkombinationen im Rahmen der Intervallmethode
- Ausweitung des Trainings von drei- auf viermal wöchentlich

Körperlich völlig gesunde Trabläufer und solche mit sportlicher Vorbelastung können innerhalb von vier bis acht Wochen nach der Aufnahme des Trainings das erste Klassenziel erreicht haben. Anfänger, Übergewichtige und motorisch Ungeschickte brauchen etwas länger. Sie sollten den Mut nicht verlieren und durchhalten. Wer langsam läuft, kommt auch ans Ziel!

Überprüfung der Trainingsgestaltung

Das Training nach der Intervallmethode führt vor allem bei Trabläufern, die sich nicht an das Konzept halten, leicht zu negativen Begleiterscheinungen. Diese beruhen meistens darauf, daß der Läufer aus persönlichem Ehrgeiz vom aeroben in den anaeroben Bereich hinübergewechselt ist. Muskelkater und Gelenkschmerzen sind die Folge.

Die ständige Pulskontrolle vor der Wiederaufnahme der Belastung und das Einhalten des Richtpulswertes beim Lauf kann die Übersäuerung der Muskulatur verhindern. Die Faustregel für die richtige Herzschlagfrequenz vor der Belastung beim Intervalltrablauf lautet:

Ruhepuls plus 50 Prozent der Differenz zwischen Maximal- und Ruhepuls = Wiederbelastungspuls

Beispiel: Der Ruhepuls beträgt 70 Schläge in der Minute, der vom Arzt ermittelte oder im Buch angegebene Maximalpuls 170 Schläge pro Minute. Die Differenz zwischen Maximal- und Ruhepuls ist 100, 50 Prozent davon sind 50. Also: 70 plus 50 gleich 120 gleich Wiederbelastungspuls. Dieser Wert sollte unbedingt eingehalten werden, weil damit gleichzeitig eine physiologische Gesetzmäßigkeit des menschlichen Körpers zum Vorteil der Leistungssteigerung ausgenutzt wird.

Nach dem Ende der Belastung nämlich arbeiten die Muskelzellen noch einige Zeit im gleichen Umfang weiter. Dadurch erfolgt nicht nur eine rasche Wiederherstellung des Ausgangsniveaus und die Bereitschaft zur erneuten Trainingsbelastung, die Energieproduktion durch die Muskelzellen erzielt dabei auch noch einen Energieüberschuß. Dieser Zustand wird erhöhte Wiederherstellung oder Überkompensation genannt. Erst anschließend pegelt sich der Organismus, wenn kein weiterer Belastungsreiz erfolgt, auf das Ausgangsniveau vor der Arbeit ein.

Wenn nun auf dem Höhepunkt der Überkompensationsphase – er liegt in der Nähe des Wiederbelastungspulses – eine erneute Belastung

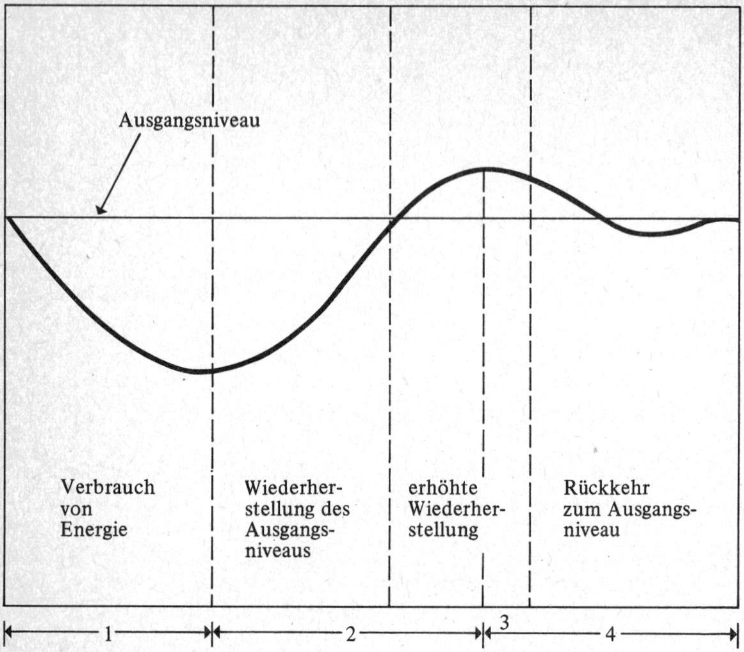

Prinzip der Überkompensation
1: Intervall-Trablauf (Arbeit)
2: Intervall (Erholung)
3: Wiederbeginn des Trainings
4: sonst kehrt der Körper zum Ausgangsniveau zurück und verringert den Trainingseffekt

erfolgt, summieren sich auf die Dauer die Trainingseffekte, da die Ausgangsleistung (das Niveau vor der Arbeit) langsam ansteigt. Der beste Leistungszuwachs durch Ausnutzung der Überkompensationsphase kann allerdings nur durch regelmäßiges Training und hohe Belastungen erreicht werden. Insofern muß der Beitrag der Überkompensation für die steigende Leistungsfähigkeit des Trabläufers gering bleiben. In Extremfällen wird das Problem des Übertrainings auf den Trabläufer zukommen. Als Übertraining bezeichnet man eine chronische Ermüdung des Nervensystems, des Kreislaufapparats und des Stoffwechselhaushalts. Der Körper wehrt sich gegen einen zu hohen Energieverbrauch, wenn er ständig gefordert wird und nicht in der Lage ist, sich beispielsweise über Nacht vollkommen zu regenerieren. Die Erscheinungen des Übertrainings treten bei Spitzensportlern oft nach wochenlangen intensiven Belastungen nach der Intervallmethode auf (ständige

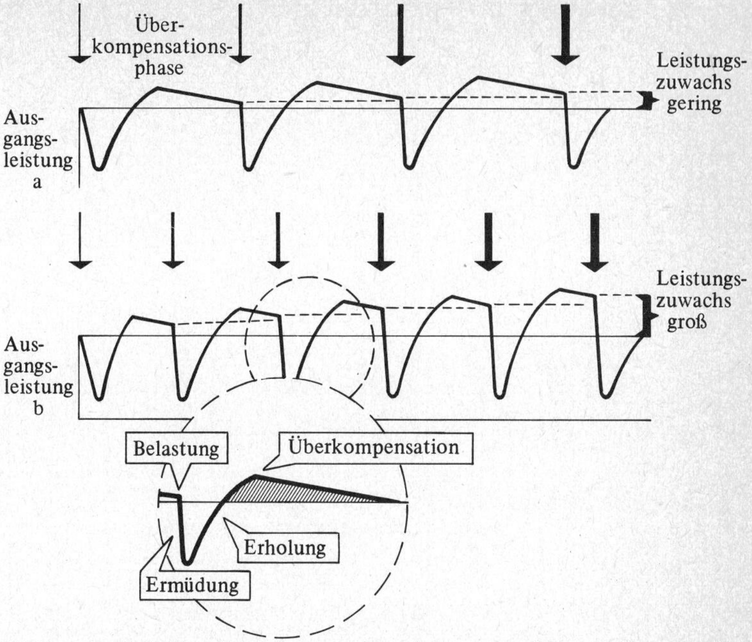

Die besten Trainingseffekte lassen sich erzielen, wenn die neue Belastung im Höhepunkt der Überkompensationsphase beginnt – wie im Beispiel b dargestellt.

Arbeit im anaeroben Bereich). Ruhe oder Traben im aeroben Belastungsbereich bringen den übersäuerten Körper wieder ins Gleichgewicht.

Der Berliner Sportmediziner Prof. Dr. Harald Melerowicz hat die Merkmale des Übertrainings zusammengestellt:

subjektive Merkmale des Übertrainings	objektive Kennzeichen des Übertrainings
Trainingsunlust	Leistungsminderung
depressive Verstimmung	längere Erholungszeit
Reizbarkeit	Gewichtsabnahme (deutlich)
größere Ermüdbarkeit	gesteigertes Herzschlagvolumen
Appetitlosigkeit	Ansteigen der Pulsfrequenz
Schlafstörungen	erhöhte Sauerstoffaufnahme
Beschwerden am Bewegungsapparat	Ansteigen der Atemfrequenz
	Sehnenentzündungen
	Schienbeinhautentzündungen
	Muskelzerrungstendenz

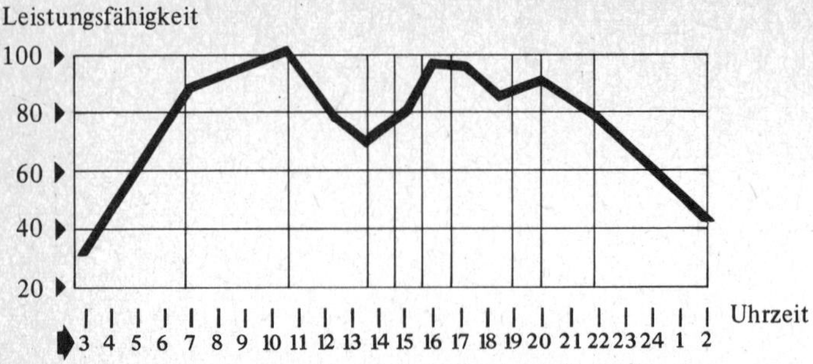

Leistungsschwankungen des Menschen im Verlauf von 24 Stunden

Meistens treten mehrere Faktoren gleichzeitig auf. Trainingsunlust und gesteigerte Reizbarkeit können ihre Ursache aber auch im privaten oder beruflichen Bereich des Athleten haben. Deshalb sollte er nie stressbelastet in das Training gehen, sondern so lange abwarten, bis sich der Ruhepuls in etwa normalisiert hat. Das ungute Trainingsgefühl kann zudem von der normalen biologischen Leistungsabnahme zu gewissen Tageszeiten herrühren. Die Leistungsfähigkeit des Menschen schwankt im Verlauf von 24 Stunden von etwa 30 Prozent um drei Uhr nachts bis 100 Prozent gegen elf Uhr am späten Vormittag.
Ein letzter Hinweis: Der Atem-Schritt-Rhythmus ist kein Dogma, sondern eher eine Orientierungshilfe. Wer Schwierigkeiten hat, sollte auf ihn verzichten.

Der Trablauf

In Zusammenarbeit von Sportmedizin und Praxis entwickelte sich zu Beginn der 60er Jahre die damals schon bekannte, aber lange Zeit in den Hintergrund gedrängte Dauerlaufmethode zu einer wirkungsvollen Form im Mittel- und Langstreckentraining. Durch kontinuierliche Belastungen in der Vorbereitung konnten bessere Leistungen in den Wettkämpfen erzielt werden.
Die Dauerlaufmethode entstand um 1920/25 in Finnland. Der erfolgreichste Athlet aus der finnischen Ausdauerschule war der siebenfache Olympiasieger Paavo Nurmi, der 20 offizielle und neun inoffizielle Weltrekorde auf den Strecken von 1500 Meter bis 20 Kilometer lief. Ende der 50er Jahre wurde das Ausdauertraining in Neuseeland durch den Langlauftrainer Arthur Lydiard aufgegriffen. Bei den Olympischen Sommerspielen 1960 in Rom gewannen Peter Snell über 800 Meter und Murray Halberg über 5000 Meter Goldmedaillen. 1964 in Tokio wie-

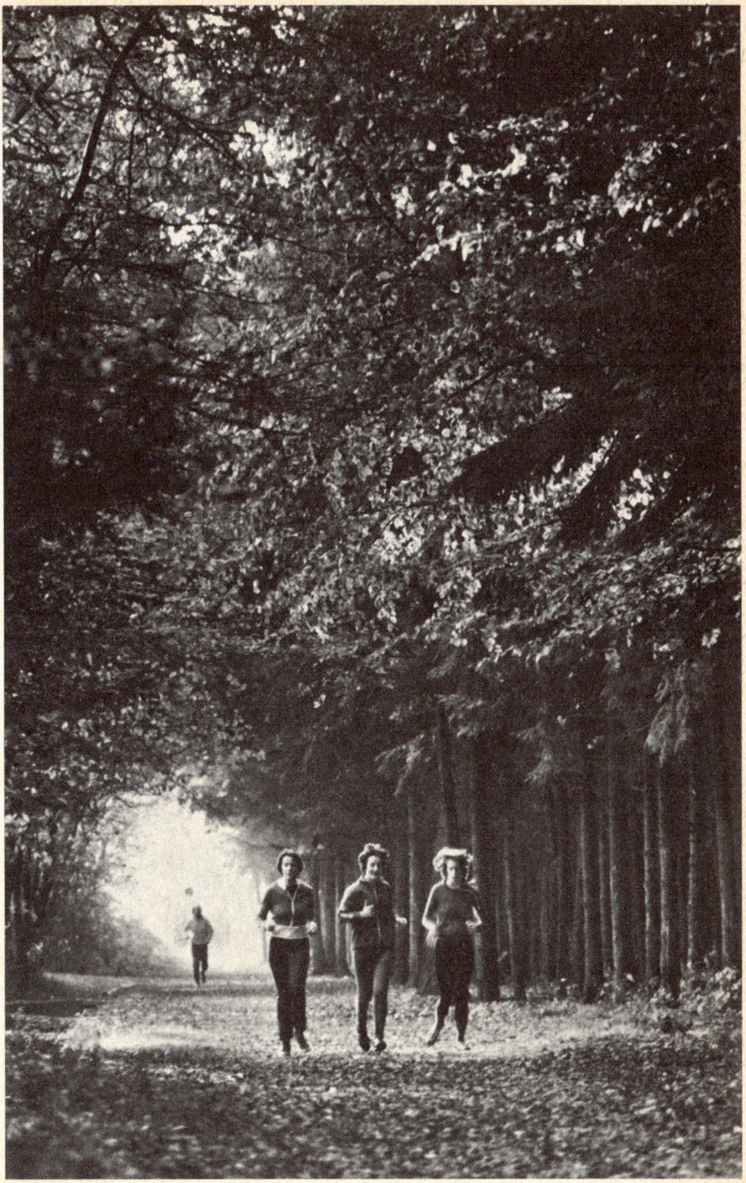

Trablaufen im Wald

derholte Snell seinen Olympiasieg über 800 Meter und gewann zudem auch noch den 1500-Meter-Lauf. Damit war das Ausdauerlauftraining – *long jog* genannt – plötzlich wieder ‹in›.
Schon 1947 verfaßte der Waldnieler Arzt Dr. Ernst van Aaken seine erste Streitschrift gegen die Intervalltrainingsmethode und verwies auf die Vorzüge der sich im aeroben Bereich abspielenden Belastungen des Dauerlaufs. Dr. van Aaken kann als der eigentliche Nestor dieser neuen alten Trainingsmethode bezeichnet werden.

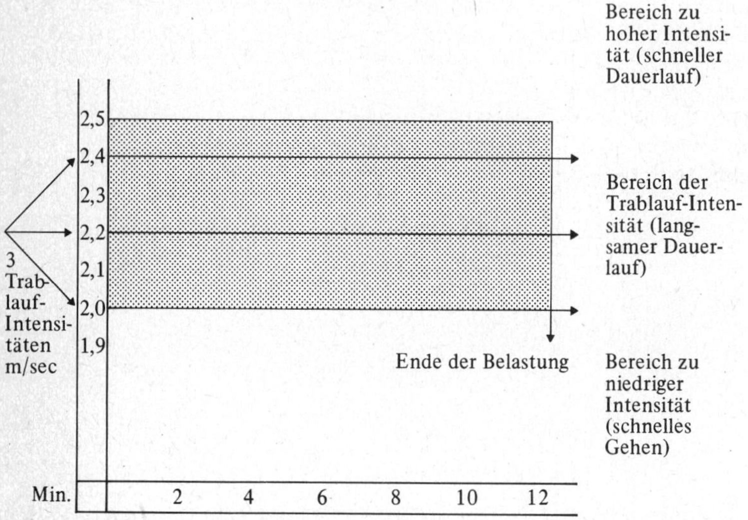

Um das Trainingsziel nicht zu gefährden, muß der Trabläufer die Intensitätsstufe einhalten.

Die erwähnten Untersuchungen von Prof. Dr. Wildor Hollmann in Köln bestätigten den gesundheitlichen Wert des Ausdauersports besonders für den Freizeitsportler. Im Gegensatz zum Training der Spitzenleichtathleten, das bis in den Bereich des Schein-*steady state* führt (Grenzbereich zwichen aerober und anaerober Belastung), empfahl Prof. Hollmann den langsamen Dauerlauf. Er wird von uns Trablauf genannt und ist der ‹kleine Bruder› des Dauerlaufs. Er kann von allen Läuferinnen und Läufern, die sich über die Trainingsformen der Intervallmethode leistungsmäßig – das heißt organisch und muskulär – gut vorbereitet haben, durchgeführt werden.
Wer sich gesund und leistungsfähig halten will – so Prof. Hollmann –, sollte mindestens dreimal in der Woche einen Trablauf von zwölf Minuten Dauer absolvieren. Der wirkungsvollste Intensitätsbereich liegt

zwischen den Laufgeschwindigkeiten von 2,0 bis 2,5 Meter pro Sekunde. Ein Tempo unterhalb der 2,0-Meter-pro-Sekunde-Marke ist zu ruhig, um den gewünschten Reiz auf den Organismus auszuüben. Ab 2,5 Meter pro Sekunde beginnt der Dauerlaufbereich. Das Dauerlauftempo fordert von Beginn an eine hohe Pulsfrequenz und sollte von Anfängern in den ersten Monaten ihres Trainings nicht gelaufen werden.

Die hier grafisch dargestellten Trainingsaufgaben unterscheiden sich untereinander nur durch ihre Intensitätsstufe. Je nach Vortraining und Belastbarkeit kann jeder Trabläufer für sich entscheiden, ob er sechs, neun und zwölf Minuten mit dem Tempo 2,0, 2,2 oder 2,4 Meter pro Sekunde traben will.

Der Trablauf ist ein langsamer gleichmäßiger Dauerlauf ohne Gehpause im Bereich der mittleren Belastungsintensität. Nach wenigen Wochen werden die Trabläufer bei der Pulskontrolle nach der Belastung

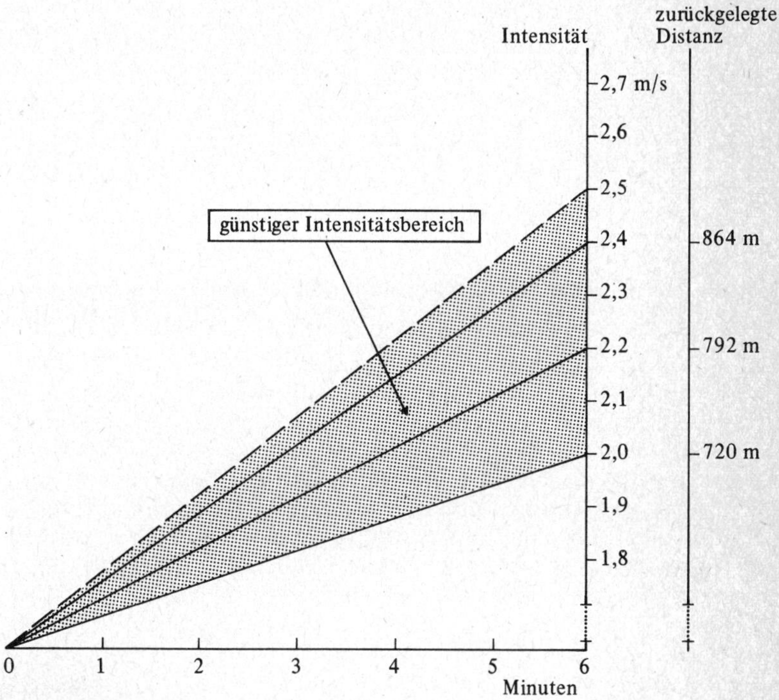

Trablaufaufgabe 1:
Sechs Minuten Trablaufen ohne Gehpause bei gleichbleibender Intensitätsstufe

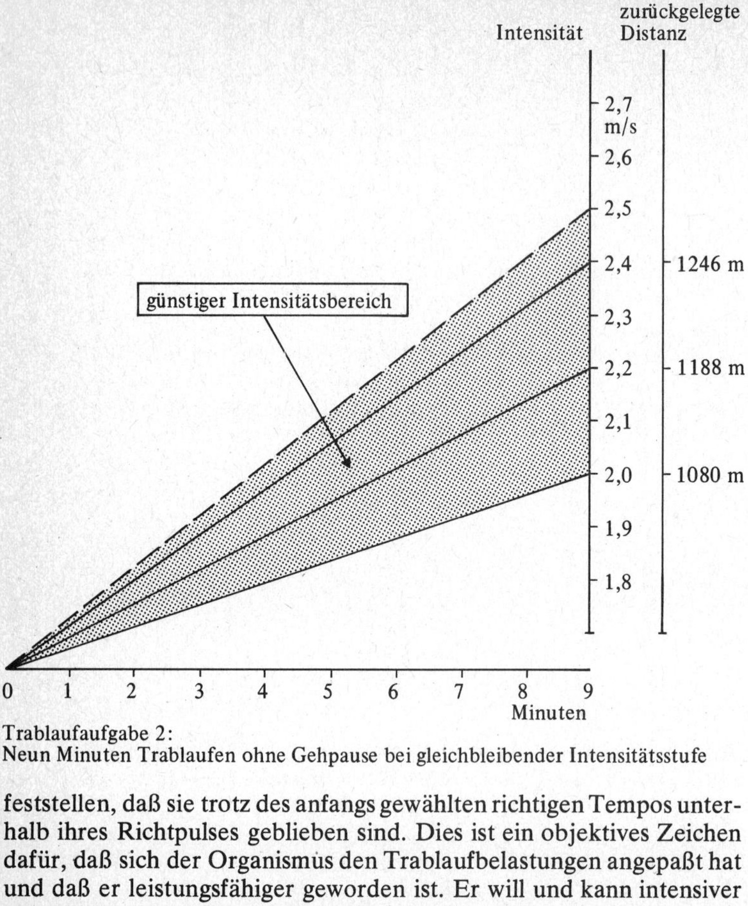

Trablaufaufgabe 2:
Neun Minuten Trablaufen ohne Gehpause bei gleichbleibender Intensitätsstufe

feststellen, daß sie trotz des anfangs gewählten richtigen Tempos unterhalb ihres Richtpulses geblieben sind. Dies ist ein objektives Zeichen dafür, daß sich der Organismus den Trablaufbelastungen angepaßt hat und daß er leistungsfähiger geworden ist. Er will und kann intensiver gefordert werden. Durch einen Versuch mit erhöhter Intensität – zum Beispiel mit dem Tempo 2,8 Meter pro Sekunde – muß der Läufer die Belastung neu festlegen, um am Ende des Zwölf-Minuten-Laufs wieder auf den ökonomischen Richtwert zu kommen.
Für das weitere Training gibt es zwei Grundmodelle:

1. Der Trablauf wird nicht nur dreimal in der Woche durchgeführt, sondern vier-, fünf- oder sechsmal – also fast jeden Tag.
2. Durch Trabläufe über die Zwölf-Minuten-Grenze hinweg (aber bei gleichbleibender Intensität) kann sich der Läufer der 30-Minuten-Grenze annähern oder in den eigentlichen Dauerleistungsbereich überwechseln.

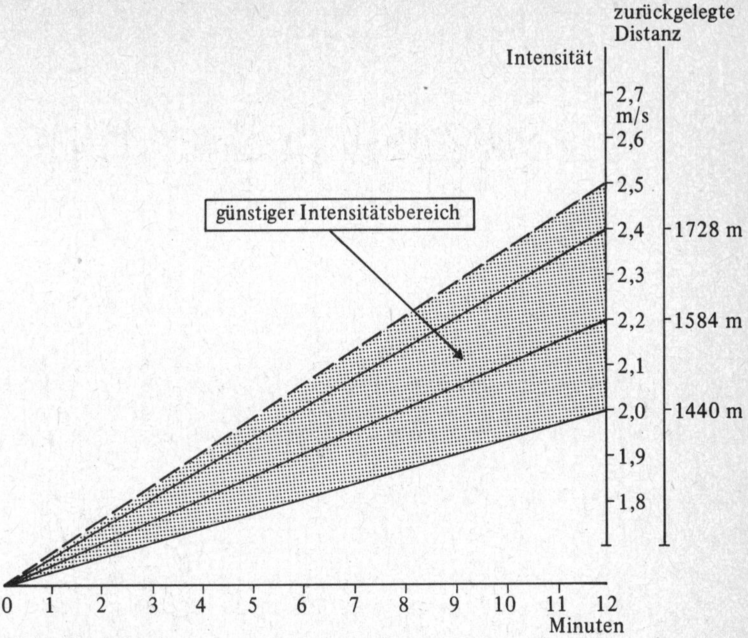

Trablaufaufgabe 3:
Zwölf Minuten Trablaufen ohne Gehpause bei gleichbleibender Intensitätsstufe

Überprüfung der Trainingsgestaltung

Mit der Erreichung der Zwölf-Minuten-Grenze bei einer Intensitätsstufe von 2,5 Metern pro Sekunde – das entspricht einer Laufstrecke von 150 Metern in der Minute oder von 1800 Metern in zwölf Minuten – darf sich der Trabläufer schon mit einigem Recht als Ausdauersportler bezeichnen. Durch ständiges und regelmäßiges Training sollte er sich aber bemühen, die Trablaufbelastung bis auf 30 Minuten (gleich 4500 Meter Laufstrecke) auszudehnen. Diese sportliche Leistung ist aufgrund eines angepaßten und ökonomisch gut arbeitenden Organismus möglich geworden. Um den Organismus nicht zusätzlich zu belasten, benötigt er vor und nach dem eigentlichen Training eine sogenannte Vor- und Nachbereitungsphase. In der Trainingslehre spricht man allgemein vom Einlaufen und vom Auslaufen.

Das *Einlaufen* verfolgt den Zweck, das Herz-Kreislauf-System, die Muskulatur und den Stoffwechselhaushalt langsam auf die Trainingsbelastung vorzubereiten. Dies geschieht durch Traben mit geringer Intensität (knapp unter bis zwei Meter pro Sekunde) über eine Strecke von jeweils 50 bis 100 Metern, unterbrochen von leichten Lockerungsübungen und spezifischer Laufgymnastik (siehe dazu das Kapitel *Trablaufgymnastik*). Das Einlaufen sollte mindestens zehn, höchstens jedoch zwanzig Minuten dauern. Die Lufttemperatur spielt dabei eine entscheidende Rolle. Im Sommer bei Temperaturen von über zwanzig Grad Celsius wird der Körper schneller ausdauerbelastungsfähig sein als im Winter bei Temperaturen um den Gefrierpunkt. Eine leichte Schweißbildung ist das sicherste Anzeichen dafür, daß der Trabläufer mit dem Training beginnen kann.

Nach der Belastung dient das *Auslaufen* der schnelleren Regenerierung des Organismus. Er soll durch eine abnehmende körperliche Beanspruchung zu seinem Ausgangsniveau zurückfinden. Die Gestaltung des Auslauftrainings gleicht in Art und Umfang der des Einlaufens. Eine von Zeit zu Zeit durchgeführte Pulskontrolle zeigt an, wie weit der Normalisierungsvorgang fortgeschritten ist. Dieses ist erreicht, wenn der Puls nur noch um 15 bis 20 Schläge über dem individuellen Ruhewert liegt.

Die Regenerierungsdauer gibt auch wichtige Hinweise für den allgemeinen Trainingszustand des Trabläufers. Bei gut trainierten Personen sind die Ausgangswerte innerhalb einer kurzen Zeit nachzuweisen; schlechter oder mangelhaft trainierte Personen brauchen eine entsprechend längere Zeit, um sich von der Belastung zu erholen.

Für das Training während der wärmeren Jahreszeit ist eine schattige und kühle Laufstrecke anzuraten. Körperliche Belastungen unter starker Sonneneinwirkung führen leicht zu einem Hitzschlag. Auch die Schweißbildung noch im Zustand der Ruhe ist kein Zeichen dafür, daß das Training sofort und ohne Einlaufen aufgenommen werden kann. Da der Körper bereits unter normalen Bedingungen täglich zwischen ein und eineinhalb Liter Wasser durch Transpiration verliert und dieser Prozeß durch hohe Lufttemperaturen bei gleichzeitiger körperlicher Belastung noch verstärkt wird, muß der Trabläufer für eine ständige ‹Auffüllung› des Wasservorrats im Körper sorgen. Mit dem Schweiß verliert er wichtige Salze und Mineralien, die ebenfalls ersetzt werden müssen. – Als Getränk bieten sich neben Mineralwasser und Fruchtsäften die sogenannten Elektrolytgetränke an, die alle lebenswichtigen Mineralien enthalten und in Apotheken zu kaufen sind.

Zur Überprüfung der Trainingsgestaltung gehört nicht zuletzt die Kontrolle des Tempoverhaltens. Darauf wurde schon mehrfach hingewiesen. Im Gegensatz zur früher vorherrschenden Meinung der Sportmediziner, daß ein Training mit wechselnden Laufgeschwindigkeiten (verschiedene Intensitätsstufen) die besten Anpassungswerte im Organismus erziele, sind die Fachleute seit etwa zwanzig Jahren der Auffassung, daß zum Beispiel ein Lauf mit gleichmäßiger Geschwindigkeit

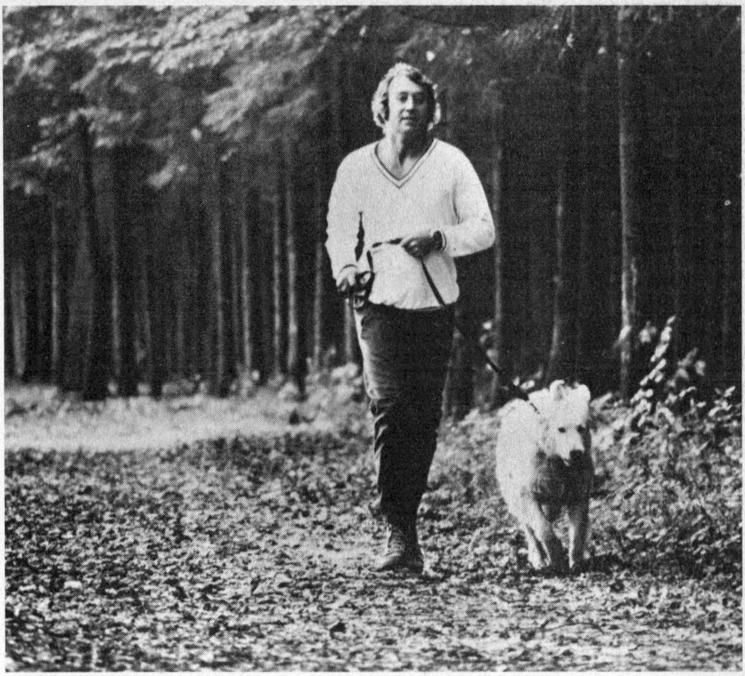

Der regelmäßige Trablauf tut beiden gut: dem Hund und seinem Herrn.

und mit geringerem Sauerstoffverbrauch zu besseren Ergebnissen führt.

Dies wurde in zahlreichen Untersuchungen bestätigt. Ein Lauf mit wechselnder Geschwindigkeit gilt als unproduktiv, weil er bei geringerer Effektivität einen größeren Energiewert aufweist und zu einer raschen Ermüdung der Muskulatur beiträgt. Im Spitzensport wird Ausdauerathleten deshalb empfohlen, im Training wie im Wettkampf eine möglichst gleichmäßige Belastungsintensität einzuhalten. Aus taktischen Gründen ist diese Regel zwar nicht immer zu befolgen; Tatsache aber bleibt, daß fast alle bestehenden Weltrekorde auf den Mittel- und Langstrecken in der Leichtathletik in Rennen aufgestellt wurden, bei denen das Tempo relativ konstant war und das Konzept der Renntaktik – der Sieg hat Vorrang vor der gelaufenen Zeit – nur eine untergeordnete Rolle spielte. Vielmehr ließen sich die Rekordläufer durch sogenannte Tempomacher (‹Hasen›) zu ihren Höchstleistungen treiben.

Durch die wechselnden Belastungsintensitäten müssen sich das Herz-Kreislauf-System, die Muskulatur und der Stoffwechselprozeß auf die neuen Anforderungen ein- und umstellen. Das erfordert einen zusätzlichen Energieaufwand, der allerdings im Körper selbst verbraucht wird und sich deshalb nicht oder nur gering auf die meßbare Leistung auswirkt.

Trabläufer sollten also im Training bei ihrem Trablauftempo bleiben und plötzliche Intensitätssteigerungen (Spurts zum Beispiel) vermeiden. Abweichungen im Bereich von drei bis vier Prozent des Durchschnittstempos nach unten und oben sind jedoch möglich und haben sogar einen gewissen leistungsfördernden Einfluß.

Beispiel: durchschnittliche Laufintensität 2,3 Meter pro Sekunde gleich 138 Meter in der Minute; untere Belastungsgrenze 2,21 Meter pro Sekunde gleich 132,6 Meter; obere Belastungsgrenze 2,39 Meter pro Sekunde gleich 143,4 Meter in der Minute.

Dieses Beispiel zeigt, daß der Wechsel des Trablauftempos innerhalb des gegebenen Rahmens keine großen Unterschiede aufweist. Bei einem Dauerlauftempo von 4,2 Metern pro Sekunde (gleich 252 Meter pro Minute) ist der Spielraum bei plus/minus vier Prozent schon größer: Hier pendelt die zurückgelegte Strecke pro Minute zwischen 241,9 (Minimum) und 262,1 Metern (Maximum).

Die Dauerleistungsmethode

Um die Intervallmethode im Leistungstraining eines Sportlers wirksam einsetzen zu können, muß vorher eine stabile organische Grundlage (hohe Kapazität der aeroben Ausdauer) entwickelt worden sein. Im Mittel- und Langstreckenlauf wird diese Grundlage vorwiegend mit der Dauerleistungsmethode in Verbindung mit dem Dauerlauf geschaffen.

Die Intervallmethode spielt im modernen Hochleistungstraining bei Trainern und Athleten nur noch eine sporadische Rolle. Um einen Läufer aber zur Höchstleistung zu führen, ist sie unentbehrlich.

Charakteristische Merkmale der Dauerleistungsmethode sind:

- ein mittlerer bis hoher Belastungsumfang; im Leistungstraining eines Mittel- und Langstreckenläufers von 30 Minuten an aufwärts.
- eine dem Belastungsumfang angepaßte Intensität. Das Leistungsniveau des Athleten und die Zielsetzung der Trainingsaufgabe müssen dabei berücksichtigt werden; eine zu hohe und damit unökonomische Intensität geht immer auf Kosten des Belastungsumfangs.
- ein ganzjähriges Training ohne Überbelastung.
- eine Energiebereitstellung über den aeroben Stoffwechsel (*steady state*).
- eine aerobe Belastung bei hochaustrainierten Mittel- und Langstreckenläufern noch mit einer Herzschlagfrequenz von 180 Schlägen in

der Minute (Toleranzgrenze).
- eine Möglichkeit der Umsetzung auf Hanteltraining, Kreistraining (Circuittraining) und körperbildende Übungen.

Aus dem Bereich des Mittelstreckentrainings werden zwei Beispiele vorgestellt.

Aufgabe 1
15-Kilometer-Dauerlauf nach der Dauerleistungsmethode mit gleichmäßigem Tempo. Die Intensität ist mit 4,2 Metern pro Sekunde gleich vier Minuten auf 1000 Meter angegeben.

Aufgabe 2
12-Kilometer-Dauerlauf nach der Dauerleistungsmethode mit wechselndem Tempo. Die Intensität ist mit 4,2 bis 4,4 Meter pro Sekunde gleich drei Minuten und 45 Sekunden bis vier Minuten auf 1000 Meter angegeben.

Diese Beispiele sollten den Trabläufer nicht abschrecken. Sie zeigen nur, wie umfangreich und gleichzeitig intensiv der Dauerlauf durchgeführt werden kann. Ein Trainingspensum von rund 150 Kilometern in der Woche ist selbst für einen Mittelstreckenläufer in der Vorbereitungs- und Aufbauphase keine Seltenheit mehr.
Für den Trabläufer und sein im Vergleich bescheidenes Dauerlaufprogramm von 150 Kilometern im Monat ist wichtig zu wissen, daß
- der Dauerlauf aufgrund seines hohen kontinuierlichen Reizumfangs eine hervorragende Anpassung des Herz-Kreislauf-Systems und des Muskelstoffwechsels bewirkt;
- auch das vegetative Nervensystem günstig beeinflußt wird;
- die ununterbrochene aerobe Belastung vom menschlichen Organismus aller Altersstufen hervorragend kompensiert wird und
- der Dauerlauf von großem gesundheitlichem Wert ist.

Der Dauerlauf sollte das Ziel des Trabläufers sein, wobei es völlig gleichgültig ist, wann er es erreicht. Unter günstigen körperlichen Voraussetzungen ist dies schon nach zwölfmonatigem Training möglich. Auch hier gilt die Devise: langsame Intensitätssteigerung, um den Organismus die Möglichkeit einer optimalen Anpassung zu geben.
In der Praxis heißt es, daß der Trabläufer seine Intensitätsphase von 2,0 bis 2,5 Meter pro Sekunde erst verläßt, wenn ihm Belastungen von mindestens zwölf und höchstens dreißig Minuten Dauer keine Schwierigkeiten mehr bereiten. Das bekannte Steigerungsprinzip nach Umfang und Intensität findet auch beim Dauerlauf Anwendung.
Ausgangspunkt ist der 30-Minuten-Trablauf im Tempo 2,5 Meter pro Sekunde gleich 4500 Meter in einer halben Stunde. Bei gleichbleiben-

Schematische Darstellung der Dauerleistungsmethode

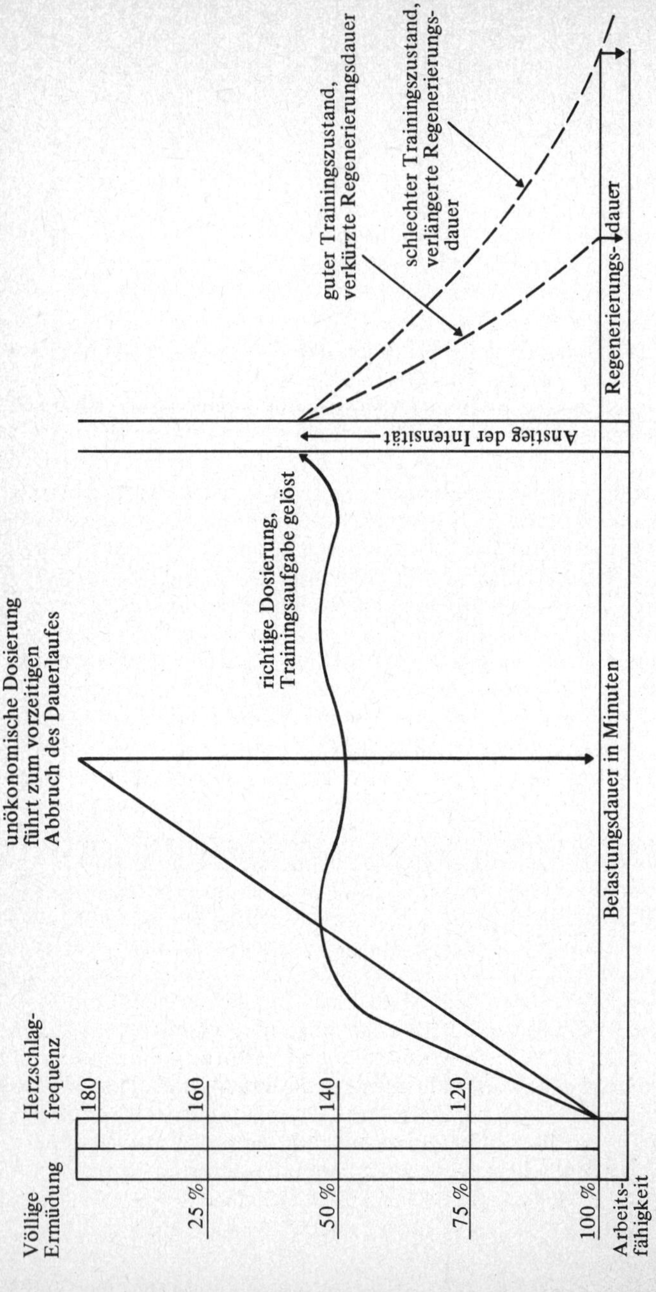

der Intensität wird die Belastung langsam über 45 Minuten (gleich 6750 Meter) auf eine Stunde (gleich 9000 Meter) ausgedehnt. Erst wenn der Stundentrablauf ohne große Ermüdungserscheinungen absolviert werden kann, sollte der Läufer an eine Anhebung der Intensität denken. Die folgende Aufstellung gibt dem Trabläufer einige Anhaltspunkte für den Wechsel vom Trablauf zum Dauerlauf.

Belastungsdauer	Intensität	zurückgelegte Strecke
30 Minuten	2,5 m/sec	4 500 Meter
45 Minuten	2,5 m/sec	6 750 Meter
60 Minuten	2,5 m/sec	9 000 Meter
30 Minuten	3,0 m/sec	5 400 Meter
45 Minuten	3,0 m/sec	8 100 Meter
60 Minuten	3,0 m/sec	10 800 Meter
30 Minuten	3,5 m/sec	6 300 Meter
45 Minuten	3,5 m/sec	9 450 Meter
60 Minuten	3,5 m/sec	12 600 Meter
30 Minuten	4,0 m/sec	7 200 Meter
45 Minuten	4,0 m/sec	10 800 Meter
60 Minuten	4,0 m/sec	14 400 Meter

Um einer gewissen Eintönigkeit vorzubeugen, können alle Intensitätsstufen später auch miteinander kombiniert werden. Drei Beispiele mögen dies andeuten.

Beispiel 1

1. 10 bis 20 Minuten Einlaufen mit Gymnastik
2. 15 Minuten Trablauf mit der Intensitätsstufe 2,5 m/sec
3. 15 Minuten Dauerlauf mit der Intensitätsstufe 3,0 m/sec
4. 15 Minuten Dauerlauf mit der Intensitätsstufe 3,5 m/sec
5. 15 Minuten Trablauf mit der Intensitätsstufe 2,5 m/sec
6. 10 bis 20 Minuten Auslaufen mit Gymnastik
   Gesamtbelastungsdauer im Training 60 Minuten
   zurückgelegte Strecke insgesamt 10350 Meter

Beispiel 2

1. 10 bis 20 Minuten Einlaufen mit Gymnastik
2. 30 Minuten Dauerlauf mit der Intensitätsstufe 3,5 m/sec
3. 15 Minuten Trablauf mit der Intensitätsstufe 2,5 m/sec
4. 15 Minuten Dauerlauf mit der Intensitätsstufe 3,0 m/sec
5. 10 bis 20 Minuten Auslaufen mit Gymnastik
   Gesamtbelastungsdauer im Training 60 Minuten
   zurückgelegte Strecke insgesamt 11250 Meter

Beispiel 3

1. 10 bis 20 Minuten Einlaufen mit Gymnastik
2. 15 Minuten Dauerlauf mit der Intensitätsstufe 4,0 m/sec
3. 30 Minuten Dauerlauf mit der Intensitätsstufe 3,0 m/sec
4. 15 Minuten Dauerlauf mit der Intensitätsstufe 4,0 m/sec
5. 10 bis 20 Minuten Auslaufen mit Gymnastik
   Gesamtbelastungsdauer im Training 60 Minuten
   zurückgelegte Strecke insgesamt 12600 Meter

Da diese Beispiele gegen die Temporegel beim Trablauftraining ‹verstoßen› (wechselnde Intensitätsstufen), sollten sie nur von erfahrenen und austrainierten Dauerläufern praktiziert werden. Vorbedingung ist ein 60-Minuten-Dauerlauf mit der Intensitätsstufe 4,0 Meter pro Sekunde.

Beim Dauerläufer macht sich mehr noch als beim Trabläufer die organische Veranlagung bemerkbar. 60 bis 70 Prozent der individuellen Leistungsfähigkeit sind vom Erbgut her bedingt, nur 30 bis 40 Prozent sind durch körperliches Training zusätzlich erreichbar. Nicht aus jedem jungen Trabläufer kann über das Training nach der Dauerleistungsmethode ein kommender Weltrekordhalter oder Olympiasieger werden. Nicht jedem älteren Trabläufer gelingt der Sprung in die Dauerlaufgruppe mit erhöhten Leistungsanforderungen.

Das Dauerlauftraining stellt schon eine Spezialisierung dar und ist hier nur der Vollständigkeit halber erwähnt. Nach dem gegenwärtigen Stand der Sportmedizin scheint das Optimum der Belastungsdauer für den Gesundheits- und Freizeitsportler bei Trab- oder Dauerläufen von 30 Minuten pro Tag zu liegen. Längere Läufe führen nur noch zu einem geringen zusätzlichen Gewinn für den Organismus (Prof. Hollmann).

Die vielen Laufgruppen in der Bundesrepublik – besonders die der älteren Langstreckenläufer – zeigen aber, daß der Dauerlauf über den reinen gesundheitlichen Aspekt hinaus persönliche Werte wie Freude an der Bewegung und freundschaftliche Kontakte mit Gleichgesinnten vermitteln kann. Bis ins hohe Alter sportlich aktiv bleiben – diese Einstellung ist für viele Menschen zur Weltanschauung geworden. Sie laufen, weil das Laufen ein Stück ihres Lebens geworden ist.

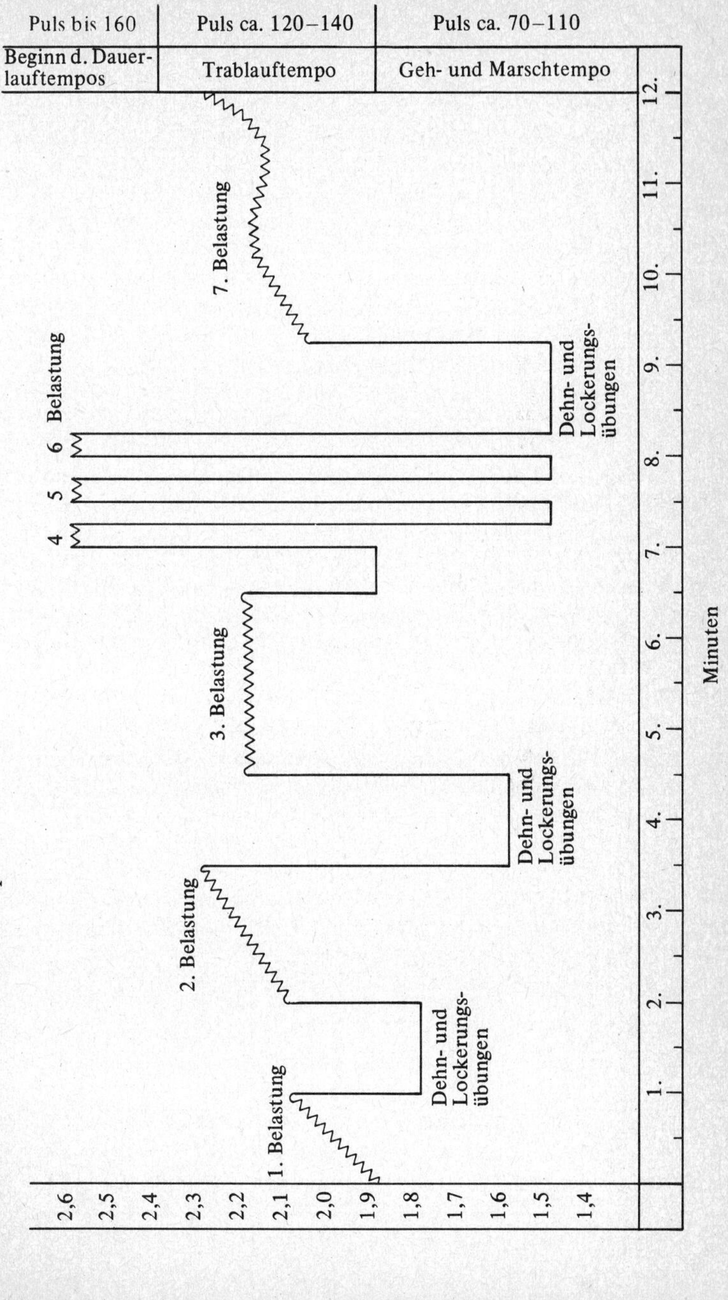

Das schwedische Fartlek oder Fahrtspiel

Das Fahrtspiel

Um das Jahr 1930 machte sich der schwedische Hotelbesitzer und Gastwirt Gösta Olander aus Valadalen seine eigenen Gedanken über den Dauerlauf. Er meinte, daß das verhältnismäßig langsame Lauftempo im Training nicht ausreiche, um zu einem Langstreckenläufer von Weltklasse heranzureifen. Olander erfand das Fahrtspiel (schwedisch: Fartlek), eine Kombination zwischen Dauerlauf und Tempolauf.
Fartlek bedeutet ‹Spiel mit der Geschwindigkeit› im Gelände. Diese Trainingsform ist zur Herausbildung von Höchstleistungen aus dem Programm der Leichtathletik nicht mehr wegzudenken. Die Trainingsbelastungen können dabei vom Gefühl her bestimmt oder von der Geländeform abhängig gemacht werden.
Ein Fahrtspiel ist das freie gelöste Laufen im Wald oder auf Wiesen – überall dort, wo der Boden weich und elastisch ist. Der Läufer paßt sich in seinem Tempo der Umgebung an. Er kann Wege mit leichtem Gefälle relativ schnell durchlaufen, auf ungünstigen Wegstrecken traben oder gehen, leichte Hügel mit Sprungschritten oder kürzeren Laufschritten überwinden und auch längere Distanzen mit hohem oder mittlerem Tempo durcheilen. Durch den ständigen Wechsel der Laufintensität werden Schnelligkeit und Ausdauer und bis zu einem gewissen Grad auch die Kraft geschult.
Gösta Olander selbst stellte folgenden Trainingsplan auf: fünf bis zehn Minuten langer leichter Lauf zum Aufwärmen; es folgen ein Lauf über 1200 bis 2400 Meter in gleichmäßig schnellerem Tempo, fünf Minuten schnelleres Gehen, Intervallsprints über 50 bis 60 Meter mit Trabpausen bis zur leichten Ermüdung, eine Gehpause bis zur Erholung, leichtes Traben mit schnellen Antritten über drei bis vier Laufschritte, ein Lauf in vollem Tempo über 160 bis 180 Meter bergauf und Auslaufen in entspannter Haltung bis zur völligen Erholung (nach Toni Nett).
Das Fahrtspiel eignet sich nicht nur für den Spitzensportler, sondern auch für den fortgeschrittenen Trabläufer. Wenn er den Umfang und vor allem die Intensität reduziert, kann er sich seine Leistungsfähigkeit beim ‹Spiel mit der Geschwindigkeit› erhalten.

Trablauftechnik

Mit der fortschreitenden Bewegungsarmut haben viele Menschen das ökonomisch richtige Gehen verlernt. Der leistungs- und muskelgeschwächte Körper versucht automatisch, durch energiesparende Maßnahmen die Techniken der Fortbewegung zu rationalisieren. Das führt auf Dauer über Haltungsschwächen und Haltungsschäden zu nicht

mehr reparablen degenerativen Erscheinungen. Noch stärker als die Fähigkeit zum natürlichen Gehen ist die Technik des Laufens verkümmert.
Es gehört daher zu den wichtigsten Lernaufgaben zu Beginn des Trablauftrainings, die Lauffertigkeiten und das Bewegungsgefühl zurückzugewinnen. Jeder Mensch entwickelt dabei seinen persönlichen Laufstil, der sich wesentlich oder nur graduell von dem anderer Läufer unterscheiden kann. Leichtathletiktrainer haben das Vorhaben längst aufgegeben, im Training auch den Ideallaufstil – so wie ihn die Biomechanik vorschreibt – mit ihren Athleten zu üben. Die möglichen und wünschenswerten Anpassungsvorgänge im Sinne der individuellen Laufökonomie geschehen durch das Laufen selbst.
So steigen in Verbindung mit der Zunahme der Ausdauerfähigkeit beim Trabläufer die Freude und die Befriedigung über den eigenen automatisierten Laufstil. Automatisation bedeutet, daß die Körperbewegungen beim Trablauf – wie die Armhaltung und das Aufsetzen des Fußes – nicht mehr bewußt, also willentlich, beachtet und gesteuert werden.
An einer Laufstudie des Weltklassemittelstreckenläufers Thomas Wessinghage sollen die fünf Hauptbewegungsphasen erläutert werden.

1. Die Kopfhaltung

Die Kopfhaltung ist aufrecht. Der Läufer schaut dabei 20 bis 30 Meter vor sich auf den Boden. Lippen und Mund sind entspannt. Durch diese richtige Kopfposition kann die Oberkörperhaltung günstig beeinflußt werden. Der Kopf sollte nicht in den Nacken genommen werden; auch ein zu starkes Absenken des Kinns zur Brust hin ist ungünstig.

2. Die Armschwingung

Die Arme, im Ellenbogengelenk etwa 90 Grad angewinkelt, schwingen rhythmisch in Laufrichtung vor und zurück. Der Schultergürtel ist locker und relativ ruhig ohne Heben und Senken der Schultern.
Eine Armschwingung quer oder schräg zum Körper mit einer starken Schulterverwringung sollte vermieden werden, da sie der Laufökonomie zuwider läuft. Der Sauerstoffbedarf wird dadurch größer, die Ermüdung setzt frühzeitiger ein, das Trainingsresultat ist schlechter.

3. Die Haltung des Oberkörpers

Der Läufer trägt seinen Oberkörper fast aufrecht. Lediglich eine geringe Neigung nach vorn ist zu erkennen.
Der Oberkörper darf in der Hüfte nicht abknicken. Eine Hohlkreuzhaltung ist zu vermeiden.

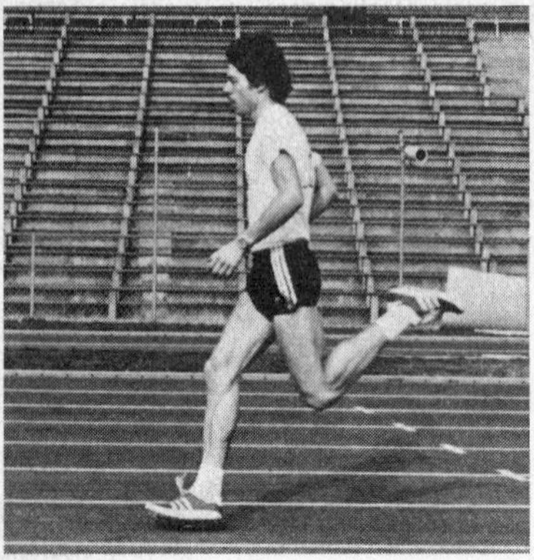

4

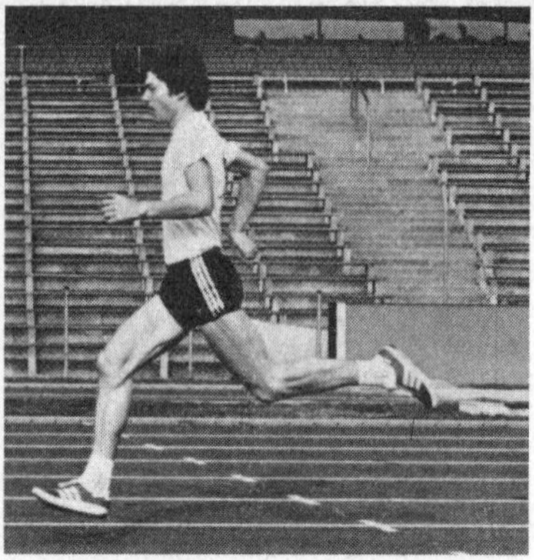

3

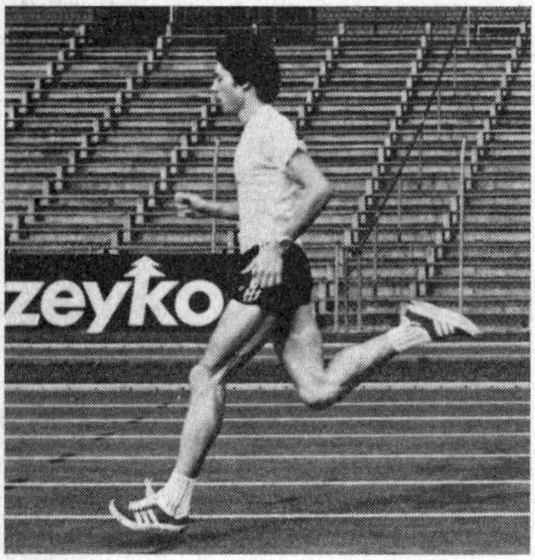

8

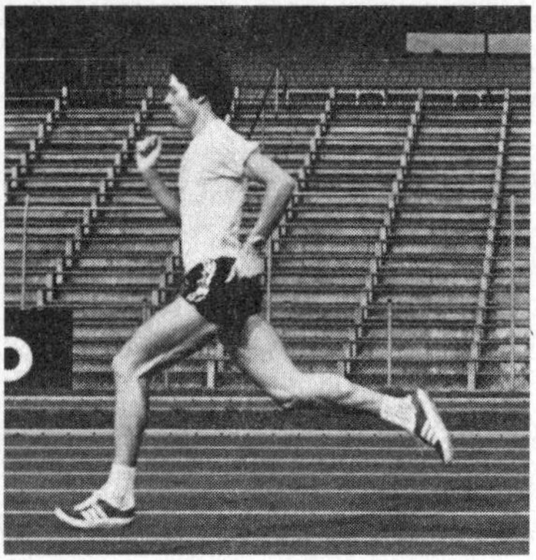

7

4. Der Abdruck und das Schwungbeinknie

Vom Grad der Streckung des Abdruckbeins und der der Höhe des Schwungbeinknies hängen die Schrittlänge, die Schrittfrequenz und somit das Lauftempo ab. Der Läufer demonstriert hier eine gute Strekkung und hat für das Tempo im Mittelstreckenlauf eine ausreichende Hubhöhe des Schwungbeinknies.

Da das Trablauftempo gravierend langsamer ist, spielt die Streckung des Abdruckbeins und die Führung des Schwungbeinknies eine untergeordnete Rolle.

5. Die Stützphase

Der Fuß des Stützbeins wird exakt in Laufrichtung mit dem Ballen aufgesetzt. Der Sprinter setzt weiter vorn, der Mittelstreckler mehr in

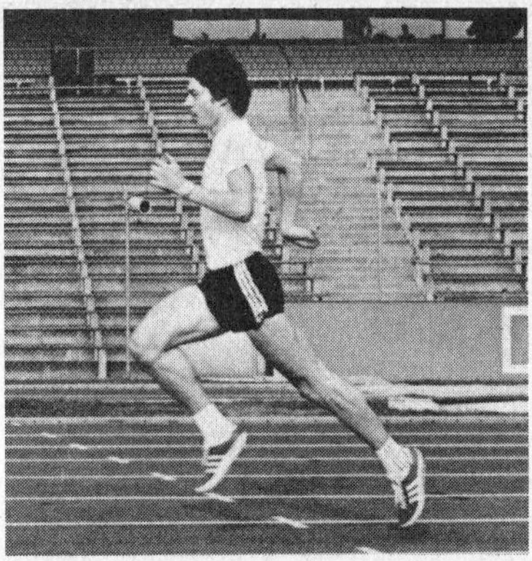

2

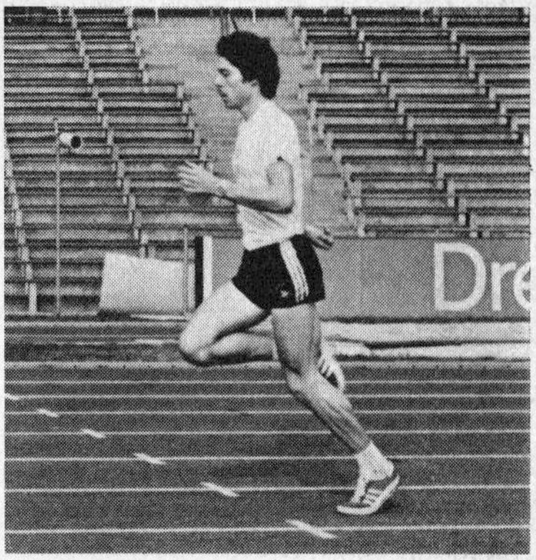

1

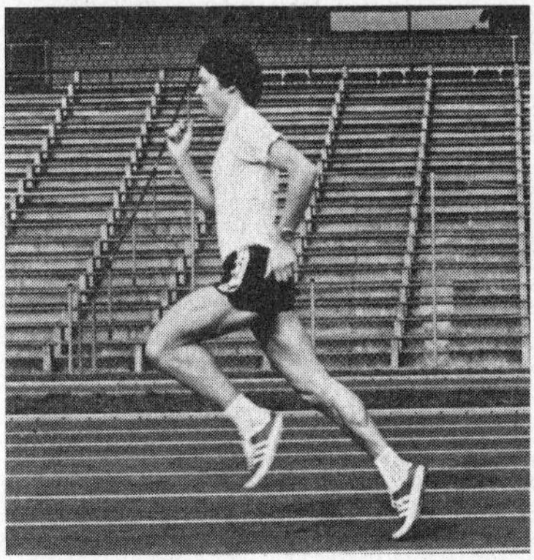

6

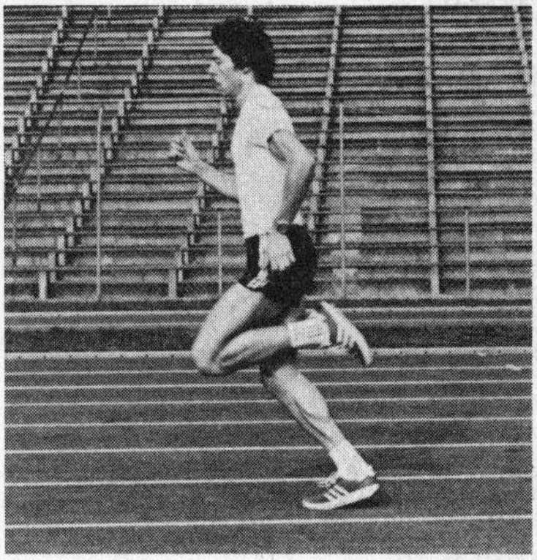

5

der Mitte und der Trabläufer mehr zur Ferse hin auf. Je geringer das Lauftempo, desto mehr wird die ganze Fußsohle zur Stützphase benutzt.
Wichtig ist, daß die Füße geradlinig in Laufrichtung aufgesetzt werden. Das Trablauftempo und der Grad der Ermüdung steuern ohne Zutun das richtige Aufsetzen des Stützbeinfußes.
Die Bedeutung des Laufstils für die Leistungsentwicklung eines Spitzenleichtathleten hat zwar an Wichtigkeit verloren, muß aber dennoch beachtet und im angemessenen Rahmen in die Trainingsarbeit einfließen. Läufern wie Emil Zatopek, Harald Norpoth oder Lasse Viren wird man nicht nachsagen können, daß ihre Leistungen durch einen besseren Laufstil gestiegen wären. Sie haben ihre eigene Bewegungsökonomie entwickelt, die sich den Bedingungen des Körpers angepaßt hat. Noten

für den Laufstil werden in der Leichtathletik nicht verteilt. Deshalb sollte sich der Trabläufer keine ernsthaften Sorgen über seinen Laufstil machen, sondern einfach lostraben. Bald wird er herausgefunden haben, wo und wie noch ein wenig gefeilt und korrigiert werden könnte.

Trablaufgymnastik

Körperbildende Übungen haben die Aufgabe, den Band-, Sehnen- und Muskelapparat des Sportlers zu kräftigen und zu einer hohen Leistungsfähigkeit und Belastbarkeit zu entwickeln.
Dehn- und Lockerungsübungen dagegen sollen die Bewegungsfreiheit der Gelenke vergrößern, die Muskulatur dehnfähig machen und zur schnellen Regenerierung nach intensiven Belastungen beitragen. Ist ein hoher Funktionsstand erreicht, muß dieser durch eine dosierte Anwendung von körperbildenden Übungen sowie von Dehn- und Lockerungsübungen erhalten, also konserviert werden. Nur mit einer großen Belastbarkeit des Bewegungsapparats, in Verbindung mit einer sportartspezifisch entwickelten organischen Leistungsfähigkeit und der Beherrschung der Technik und Taktik, sind gute oder gar herausragende Trainingsresultate möglich.
Körperbildende Übungen sowie Dehn- und Lockerungsübungen haben für den Trabläufer aus folgenden Überlegungen heraus eine große Bedeutung:

- um die wichtigsten Muskelgruppen, Sehnen und Bänder mit einfachen Übungen, die überall durchgeführt werden können, so zu kräftigen, daß sie den Belastungen des Trablauftrainings gewachsen sind.
- um mit einem angepaßten Bewegungsapparat das Verletzungsrisiko zu reduzieren, so daß kaum noch Beschwerden auftreten können.
- um die Muskulatur durch Dehnfähigkeit leistungsfähig zu machen, die Bewegungsfreiheit der Gelenke zu erhöhen und den Regenerierungsmechanismus günstig zu beeinflussen.
- um in Verbindung mit angemessenen Ernährungsweisen Fettgewebe abzubauen und dafür Muskelgewebe zu entwickeln.
- um mit einer gut ausgebildeten Muskulatur und gestärkten Sehnen und Bändern kleine Haltungsschäden zu beheben oder zu bessern, vor allem im Bereich der Wirbelsäule.

Die ausgewählten und hier beschriebenen Übungen können ohne große Vorkenntnisse oder Bewegungserfahrungen in jedem Zimmer, aber auch weitgehend im Freien durchgeführt werden. Sie sollten zum ständigen Repertoire des Trablauftrainings gehören und oft praktiziert werden.
Die körperbildenden Übungen sprechen Muskelpartien an, die vom

bisher untrainierten Trabläufer lange nicht oder nur kaum beansprucht wurden. Deshalb ist anfangs eine gewisse Vorsicht geboten, um beispielsweise Zerrungen zu verhindern. Der Trabläufer sollte sich und seine Muskulatur nicht überfordern und vor allem schnelle oder ruckartige Bewegungen vermeiden. Die Devise lautet auch hier: vom Einfachen zum Schwierigen. Im Verlauf des regelmäßigen Trablauftrainings wird der Läufer merken, daß er die Bewegungsabläufe immer besser beherrscht.
Wie solche körperbildenden Übungen aussehen, zeigen die Bildreihen mit den beiden Mittelstreckenläufern Thomas Wessinghage und Karl Seck.

Körperbildende Übungen

1. Liegestütze

Hauptwirkung: Armmuskulatur

Bewegungsanleitung: schnelles Beugen und Strecken der Arme; Hüfte nahezu gestreckt lassen; bei gebeugten Armen berührt die Hüfte fast den Boden; Handflächen leicht einwärts drehen. Zur Intensivierung können die Füße auf einen Hocker gelegt werden. Durch schwungvolle Ausführung kann sich der Körper für einen Augenblick ganz vom Boden lösen.

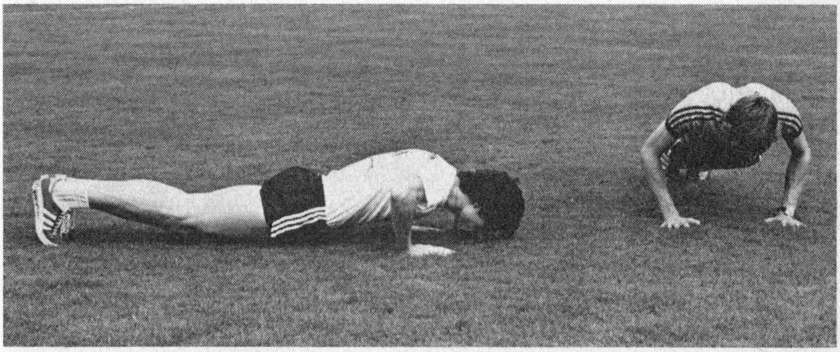

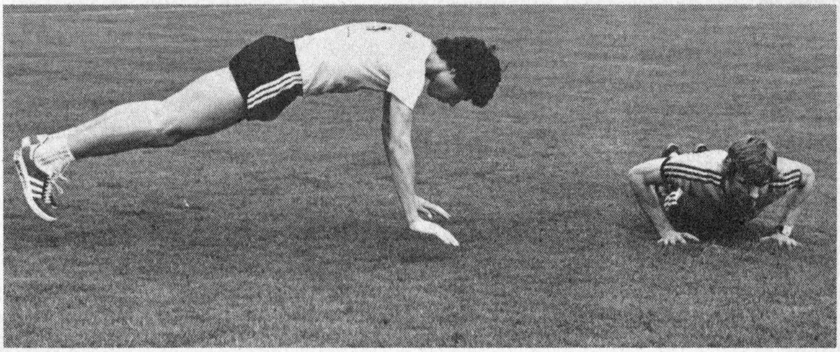

2. Klappmesser
Hauptwirkung: Bauchmuskulatur
Bewegungsanleitung: Rückenlage; Körper in dieser Position völlig gestreckt und entspannt; durch Anspannung der Bauchmuskulatur (Kontraktion) werden Oberkörper und Beine gleichzeitig angehoben, so daß mit gestreckten Armen die Schienbeine berührt werden können. Zur Intensivierung kann ein Gegenstand (Buch, Tasche mit leichtem Inhalt) zwischen die Füße geklemmt werden; in ähnlicher Form können auch die Arme belastet werden.

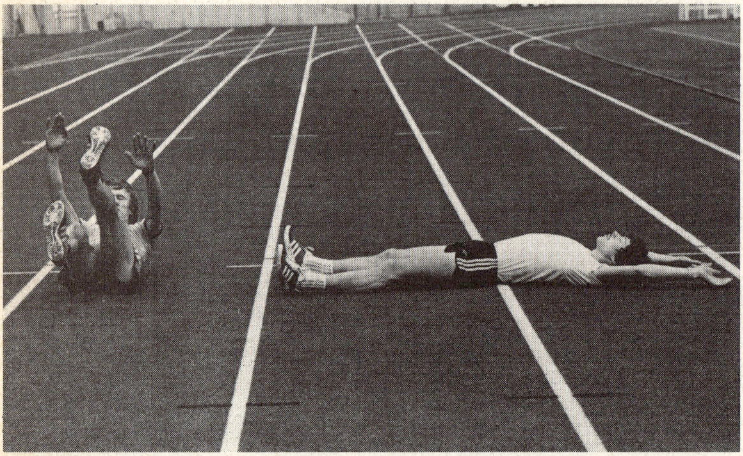

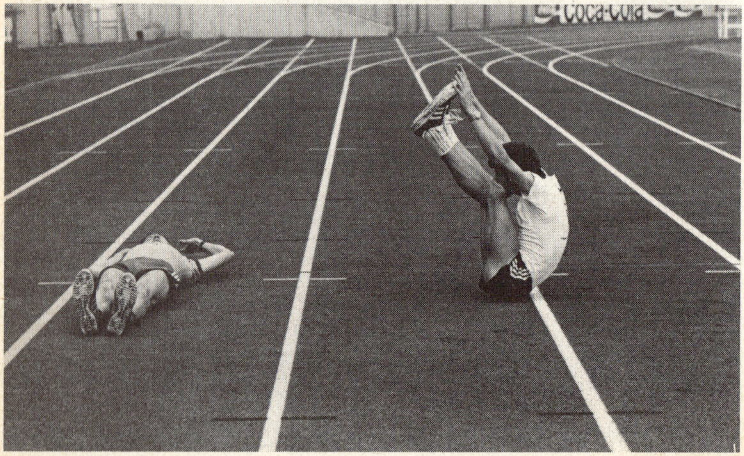

3. Rückenspanner
Hauptwirkung: Rückenmuskulatur
Bewegungsanleitung: Bauchlage – Körper gestreckt und entspannt; gleichzeitig den rechten Arm und das linke Bein anheben und in die Ausgangsposition zurückführen; anschließend den linken Arm und das rechte Bein anheben. Zur Intensivierung kann man einen nicht zu schweren Gegenstand in beide Hände nehmen (Plastikflasche mit Wasser oder Sand gefüllt); der Handführung nachschauen, um zu erreichen, daß der Oberkörper vom Boden abgehoben wird.

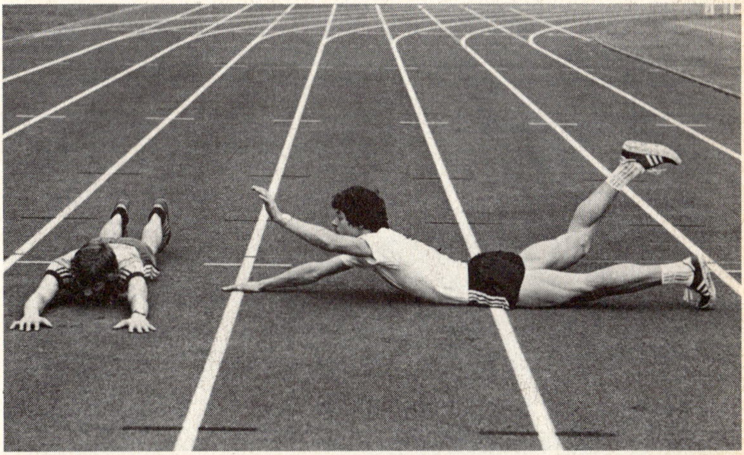

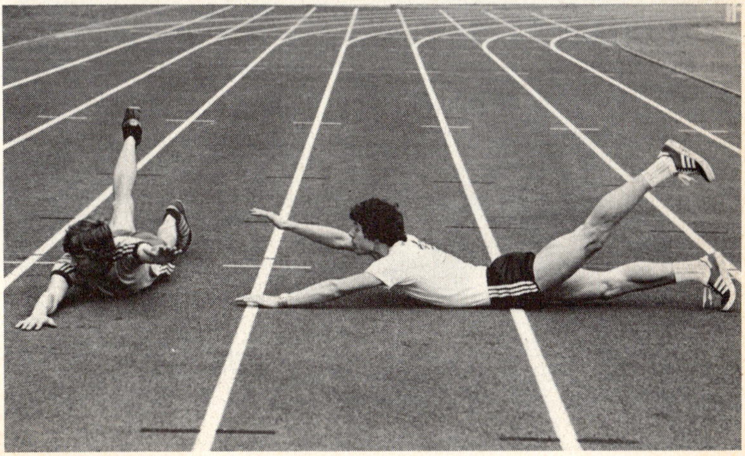

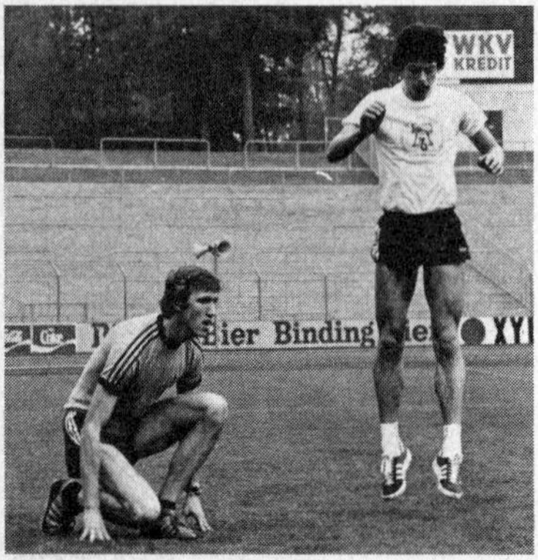

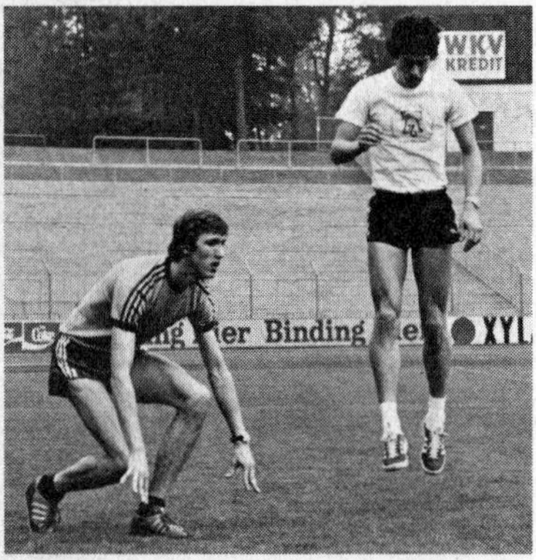

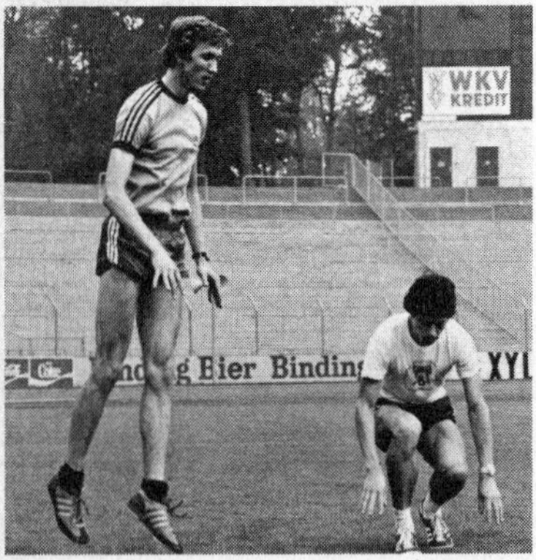

4. Strecksprünge aus der Schrittstellung

Hauptwirkung: Muskulatur der Beine

Bewegungsanleitung: Schrittstellung und Füße schulterbreit auseinanderstellen (Standfläche ist sicherer); aus dieser Stellung in die Schritthocke springen, so daß die Handflächen rechts und links neben dem Körper den Boden berühren; aus dieser Position sofort wieder herausspringen und dabei die Beine wechseln; anschließend in die Schritthocke zurück; darauf achten, daß bei der Landung die Füße schulterbreit aufsetzen. Zur Intensivierung kann in jede Hand ein leichter Gegenstand genommen werden.

Dehn- und Lockerungsübungen

1. Entspanntes Hüpfen von einem Fuß auf den anderen

Wirkung: Auflockerung und Entspannung des ganzen Körpers

Bewegungsanleitung: den Körper entspannt und locker halten; mit dem rechten oder linken Fuß leicht abspringen und Landung auf dem Gegenfuß; Arme, Schultern und das ‹Schwungbein› in der ‹Luft› und bei der Landung locker und entspannt halten.

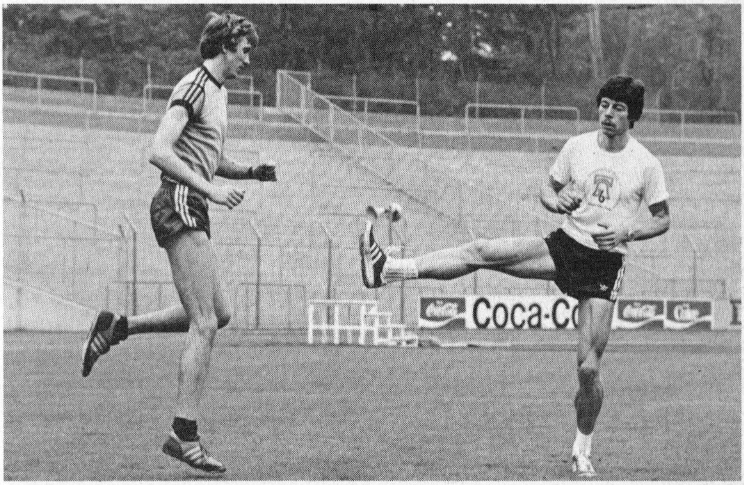

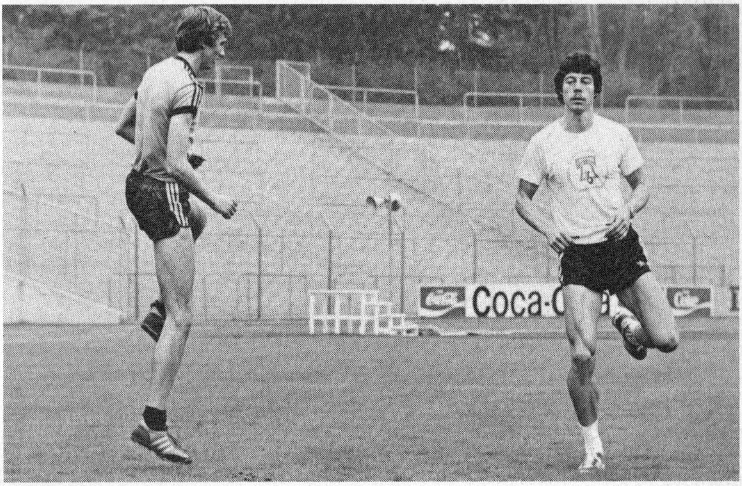

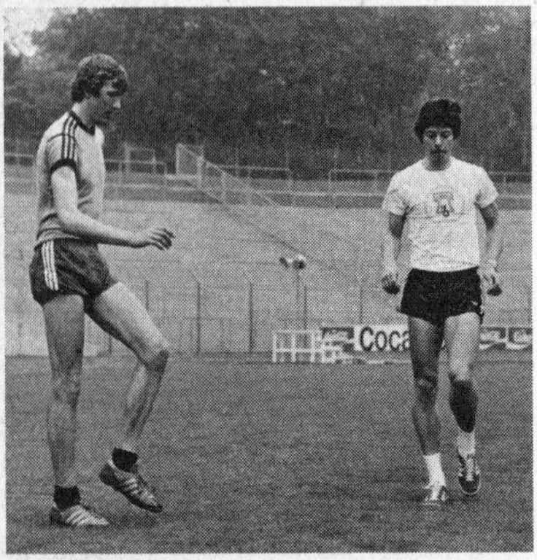

2. Abbeugen des Oberkörpers bei gestreckten Knien

Wirkung: Dehnung der Muskulatur auf der Rückseite der Beine

Bewegungsanleitung: kurze Trablaufschritte; hinteres Bein schräg vorstellen, so daß die Kniegelenke hintereinander stehen; Oberkörper schnell abbeugen und Kniegelenke gestreckt lassen; mit den Fingerspitzen oder Handflächen den Boden oder die Fußspitzen berühren. Anschließend wieder einige auflockernde und verkürzte Trablaufschritte.

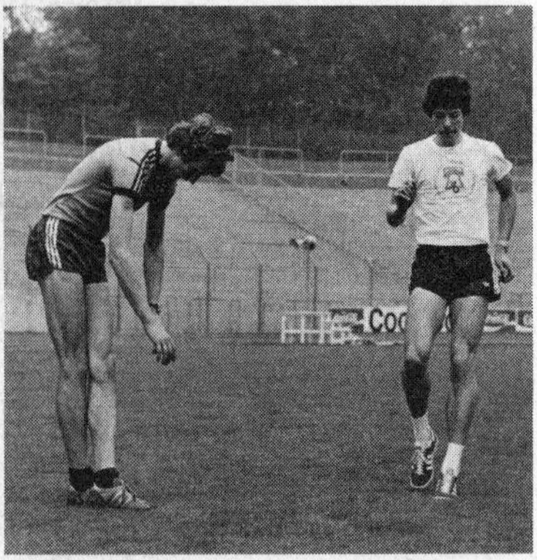

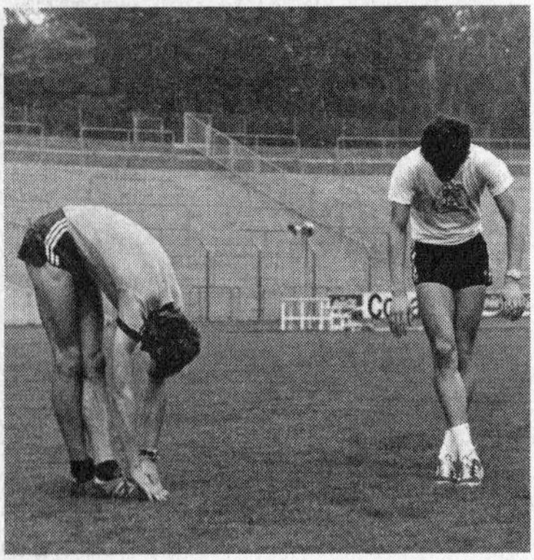

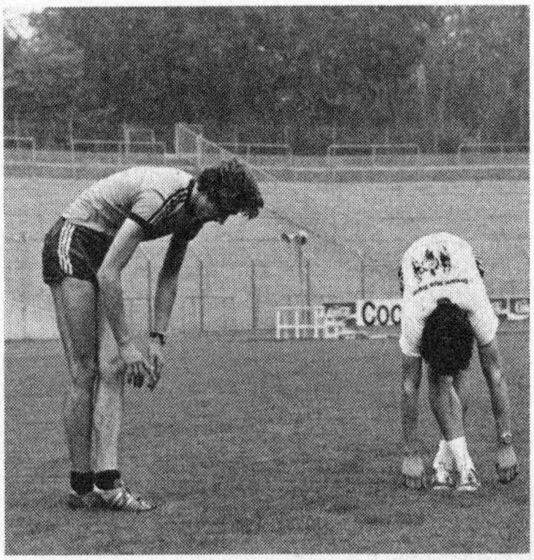

3. Absenken des Oberkörpers bis zur breiten Hockstellung und anschließendes Hochspringen mit beiden Beinen
Wirkung: Dehnung des Wadenmuskels und der Achillessehnen
Bewegungsanleitung: Füße schulterbreit und parallel auseinanderstellen und durch das Senken des Beckens langsam in die Hocke gehen; Fersen sollen möglichst lange am Boden bleiben; einige Male nachdehnen; aus dieser Position herausspringen; in der Luft die Beine schließen; Landung mit den Füßen wieder schulterbreit und in aufrechter Körperhaltung. Jede Übung kann durch einige Trablaufschritte unterbrochen werden.

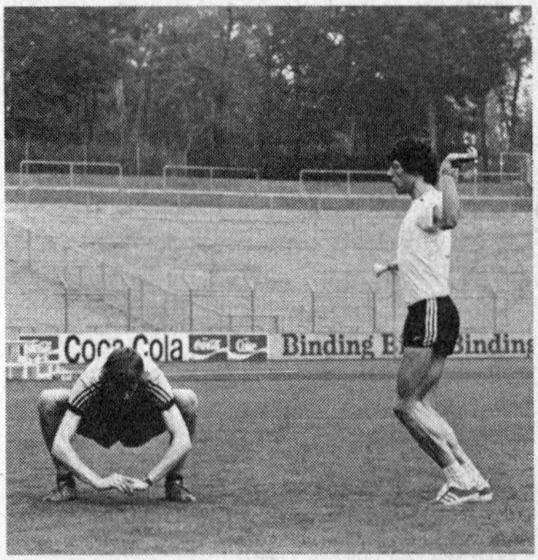

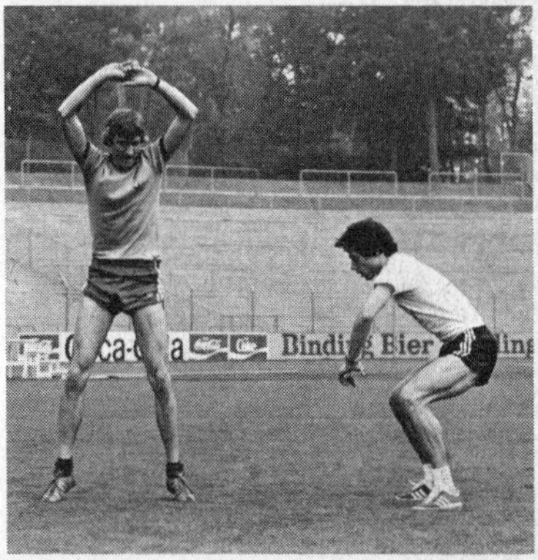

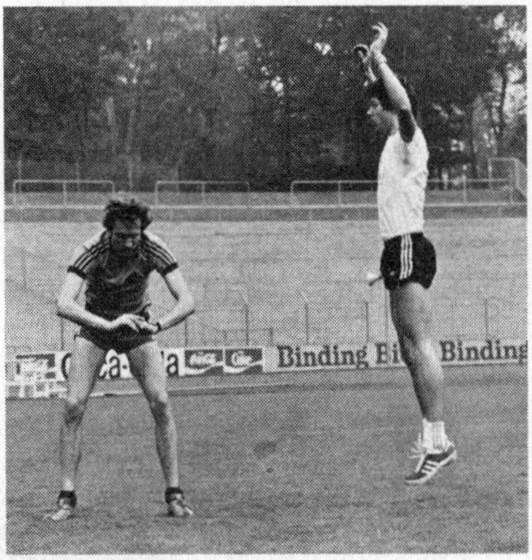

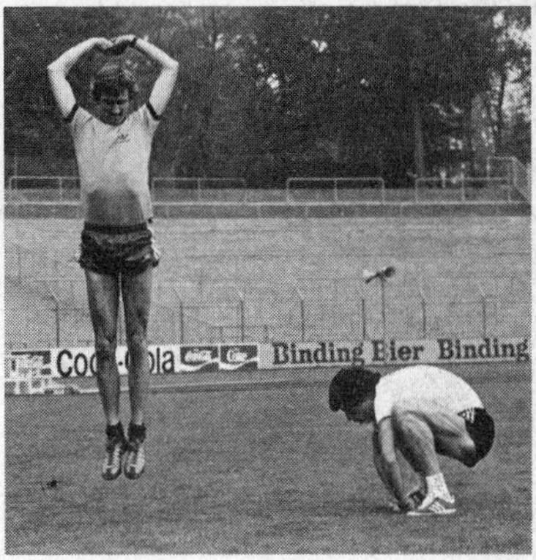

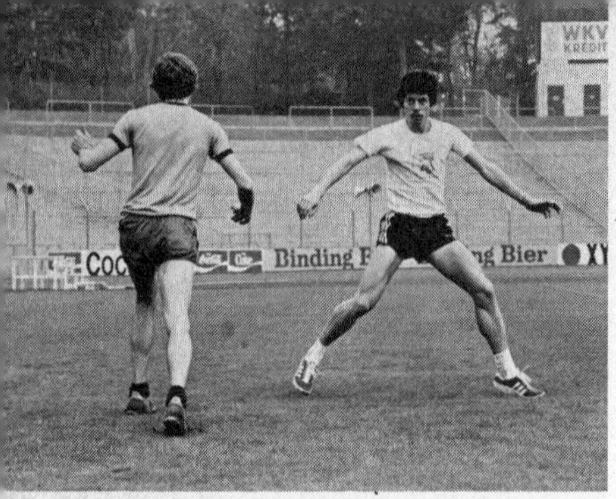

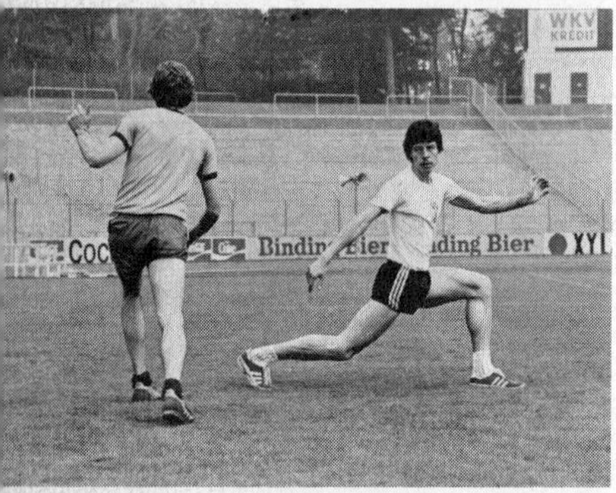

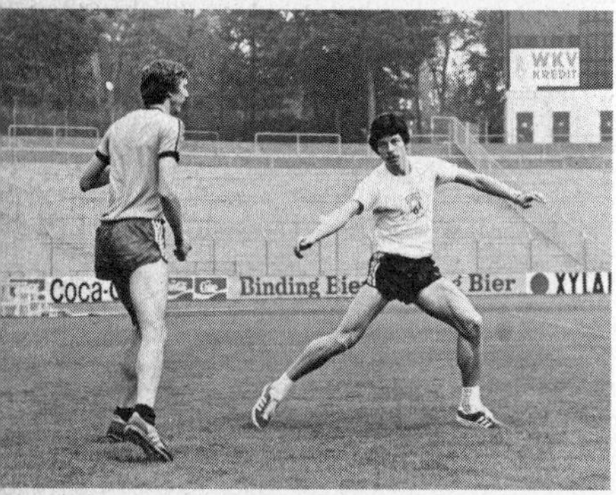

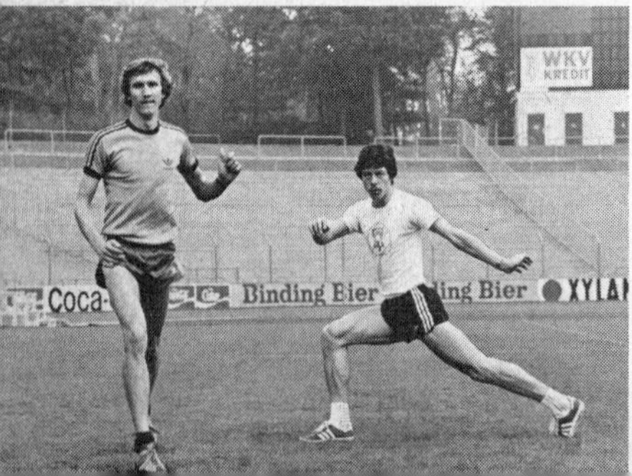

4. Große Grätsche mit Drehung des Körpers im Wechsel

Wirkung: Verbesserung der Hüftgeschmeidigkeit und der Dehnfähigkeit der Beinmuskulatur.

Bewegungsanleitung: Grätschstellung als Ausgangsposition; dann Vierteldrehung nach rechts oder links; aus dieser Stellung halbe Drehung zur anderen Seite; mit den Fersen und der Hüfte bewußt die Drehung unterstützen; Übung im schnellen Wechsel durchführen; die Füße bleiben dabei auf dem Boden, die Hacken können leicht angehoben werden.

5. Hüpfen auf der Stelle mit gleichzeitigem Schwungbeineinsatz
Wirkung: Lockerung des Schultergürtels und Verbesserung der Hüftgelenkigkeit
Bewegungsanleitung: mit kleinen Hüpfern auf der Stelle beginnen; Schwungbein dann im Wechsel nach vorn und hinten führen, dabei Hüfte strecken (leicht anheben) und die parallel zueinander gehaltenen Arme im gleichen Rhythmus über den Kopf mitschwingen; beim Zurückschwingen des Beins auf die Bogenspannung im Rücken achten. Diese Übung, die ein großes Koordinationsvermögen verlangt, kann intensiviert werden, indem das Schwungbein nach vorn jeweils so hoch geführt wird, daß es parallel zum Boden gestellt ist.

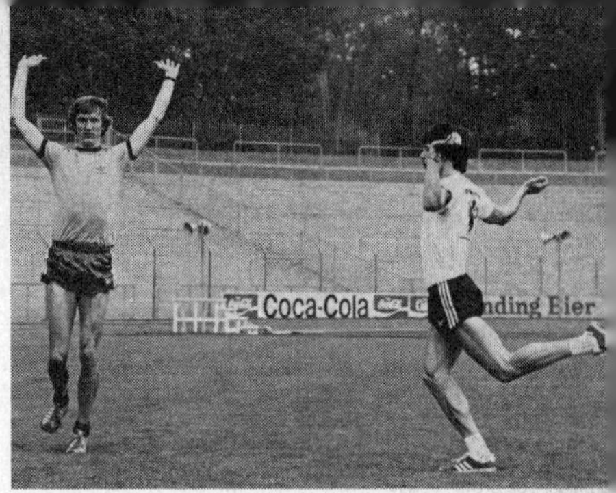

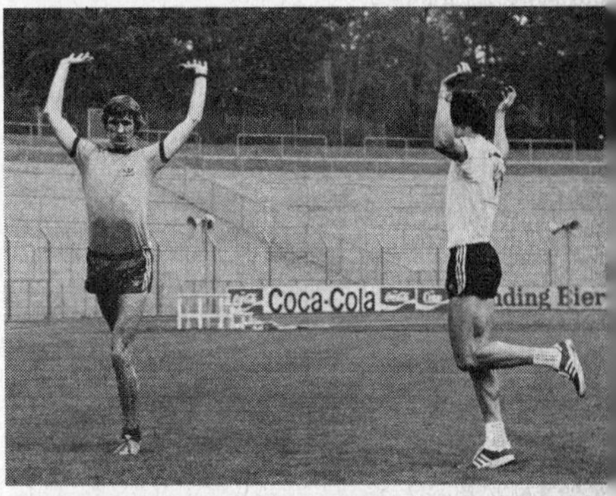

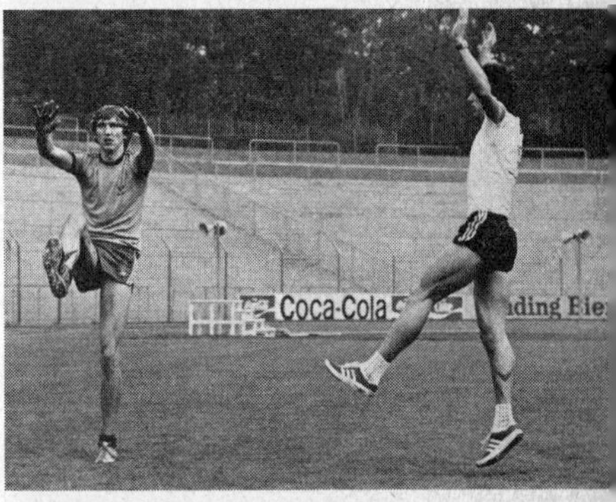

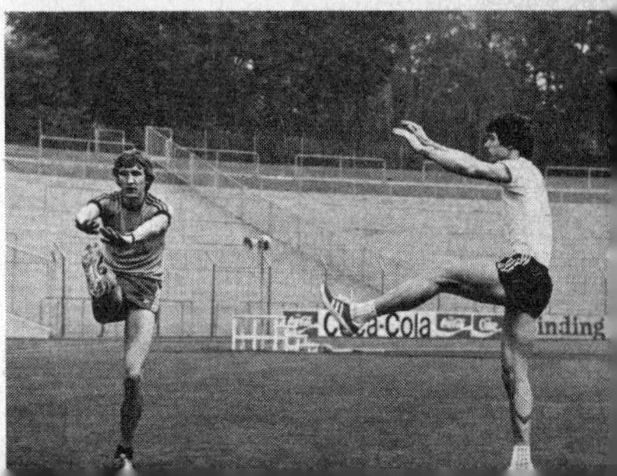

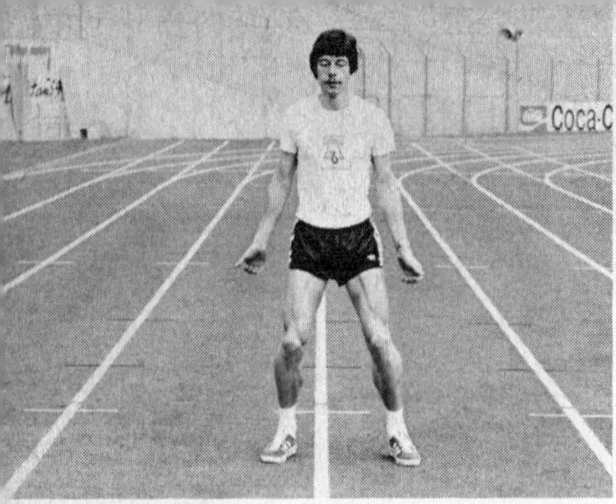

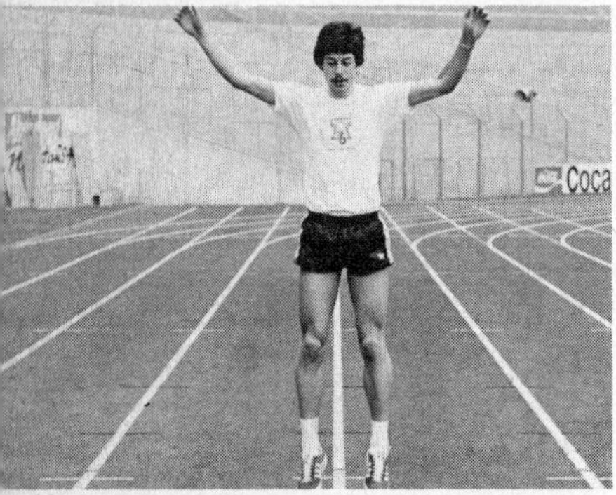

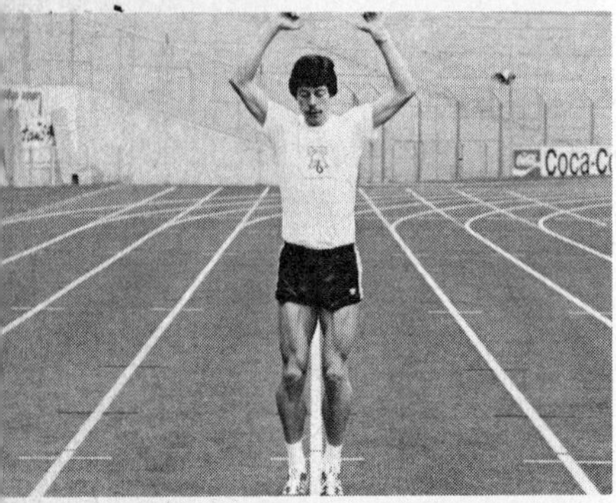

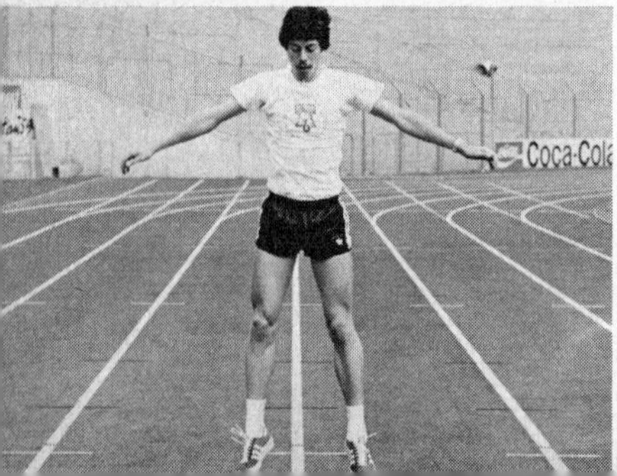

6. Hampelmann

Wirkung: Lockerung, aber auch Kräftigung des ganzen Körpers

Bewegungsanleitung: Grätschstellung und Arme seitlich der Hüften; aus dieser Stellung senkrecht nach oben springen (ohne großen Kraftaufwand); in der Luft Füße schließen und Hände über den Kopf zusammenführen; dann wieder in Grätschstellung mit hängenden Armen landen. Diese Übung kann auch durchgeführt werden, indem man mit den Armen Schwünge nach vorn und rückwärts vornimmt.

7. Liegestütz mit Anhocken
Wirkung: Dehnung der Bein- und Rumpfmuskulatur
Bewegungsanleitung: aus dem Liegestütz durch einen Abdruck mit den Fußspitzen in die Hockstellung springen; anschließend wieder in den Liegestütz zurückspringen.
Die Übung kann intensiviert werden, wenn im Liegestütz das Becken einige Male gesenkt und gehoben sowie in der Hockstellung vor den Sprüngen zweimal nachgefedert wird.

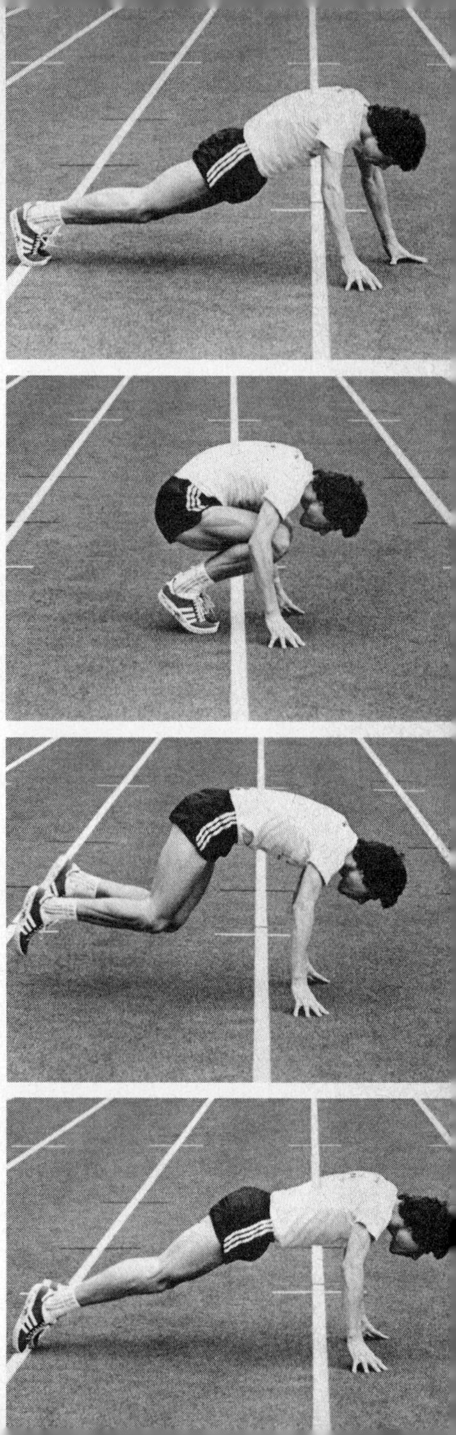

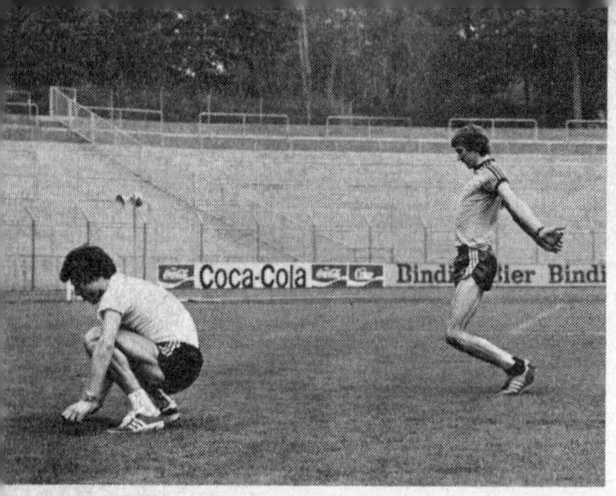

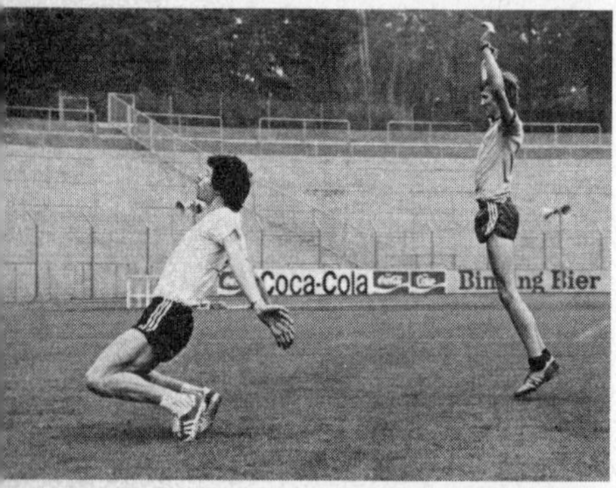

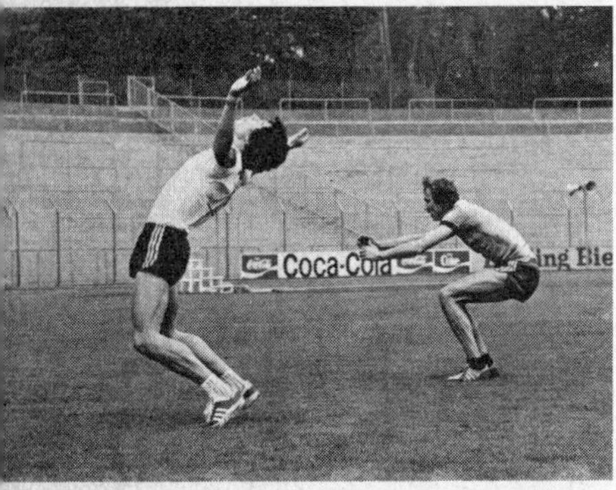

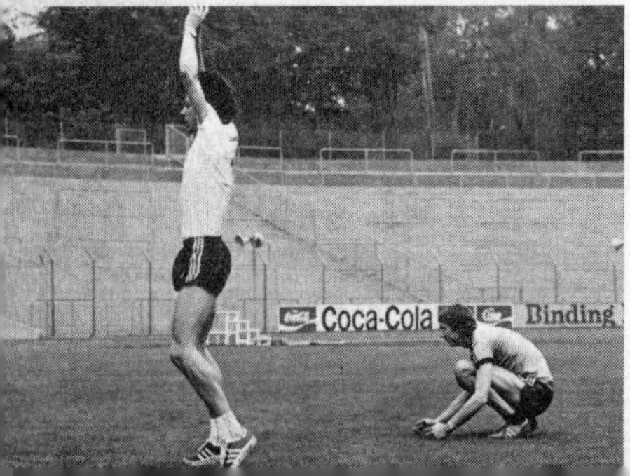

8. Bogenspannung des Körpers (Überstreckung)

Wirkung: Dehnung der Bein-, Bauch- und Schultermuskulatur

Bewegungsanleitung: in die tiefe Hocke begeben, Füße schulterbreit versetzt, Handflächen vor dem Körper am Boden; die Arme werden aus dieser Position schwungvoll zurückgeführt, der Körper wird gestreckt; Hüfte stark vorbringen und die Arme über den Kopf zurückführen (den Händen nachschauen). Die Übung ist wirkungsvoll ausgeführt, wenn in der Endphase eine völlige Bogenspannung erreicht worden ist; anschließend wieder in die Hockstellung zurücksenken.

Koordinations- und Schnelligkeitsübungen

Koordinations- und Schnelligkeitsübungen nehmen im Trainingsprogramm der Leichtathleten das ganze Jahr hindurch einen festen Platz ein. Mit ihnen sollen Schnelligkeit, Koordination und Lauftechnik verbessert werden. Sie stehen meistens am Ende einer Trainingseinheit und tragen zu einer schnellen und wirksamen Regenerierung bei. Man spricht deshalb auch von Nachbereitungsübungen beim Auslaufen. Sie sollten Spielcharakter haben und etwa sechs bis acht Minuten nach dem Ende der letzten Trainingsbelastung begonnen werden.

Die Koordinations- und Schnelligkeitsübungen können in leicht eingeschränkter Form auch im Wohnzimmer oder im Flur durchgeführt werden. Bei schlechter Witterung (Sturm oder starkem Regen) dienen sie als Ersatz für die sonst ausfallenden körperlichen Belastungen und wahren so die Kontinuität des Trainings.

Alle hier dargestellten Koordinations- und Schnelligkeitsübungen können untereinander kombiniert werden und erzielen dadurch einen noch größeren Trainingseffekt. *Beispiel:* Verbindung zwischen zehn Metern Kniehebelauf, zehn Metern Hopserlauf und zehn Metern Sprunglauf.

Diese Laufvarianten bieten sich auch innerhalb des Trainingsprogramms nach der Intervallmethode an. So kann ein kurzer Hopserlauf am Ende des Intervalls den Auftakt zur nächsten Laufbelastung bilden, indem er dieser vorgeschaltet wird.

Natürlich brauchen nicht alle Übungen an jedem Trainingstag absolviert werden; zwei oder drei dürften reichen. Damit sie die Regeneration fördern und nicht eine erneute Belastung darstellen, sollte sich der körperliche Einsatz in Grenzen halten.

1. Steigerungslauf

Der Steigerungslauf beinhaltet alle Lauftempi vom Gehen über das Antraben, den Trablauf, den Dauerlauf, den Langstreckenlauf, den Mittelstreckenlauf bis hin zum Sprint. Es wird also ganz langsam begonnen; dann steigert sich die Geschwindigkeit harmonisch, und der Lauf schließt nach 100 bis 150 Metern mit einem kurzen Spurt ab. Gelaufen werden sollte auf einer ebenen Strecke mit glattem Untergrund. Ein leichtes Gefälle ist jedoch vorzuziehen, da es den Lauf und die Tempiwechsel unterstützt sowie die Schrittlänge positiv beeinflußt.

2. Lauf mit Rhythmuswechseln

Über eine Distanz von 100 bis 150 Meter wird alternierend ein Trablauf- und ein Dauerlauftempo angeschlagen (Wechsel der Tempi etwa alle zehn Meter.).

Der Steigerungslauf und der Lauf mit Rhythmuswechseln sollte von Trabläufern nur dann durchgeführt werden, wenn das vorhergehende

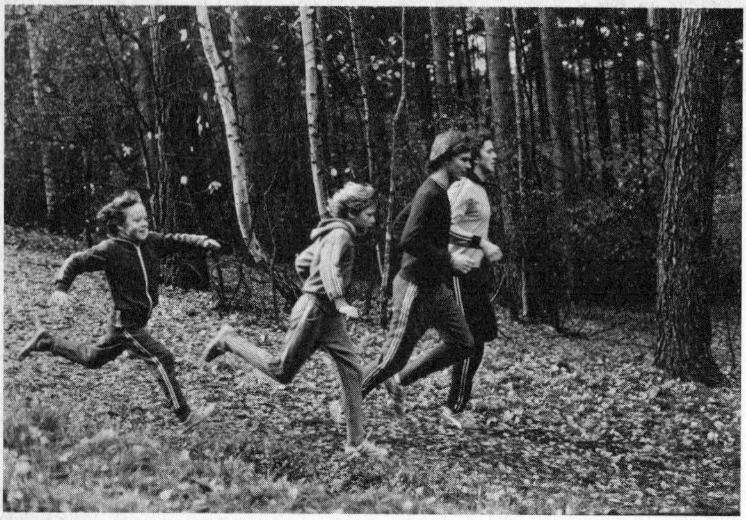

Steigerungslauf auf Strecke mit leichtem Gefälle

Training nicht zu ermüdend gewesen ist. Da sie durch ihre Intensität den Kreislauf schon leicht in einen höheren Belastungsbereich führen (beim Steigerungslauf ist dies besonders der Fall), muß der Trabläufer selbst entscheiden, ob er sich ein schnelleres Tempo zutraut. Es schadet dabei nichts, wenn er den Lauf zunächst nur bis zum Langstreckentempo steigert und ihn dann allmählich forciert.

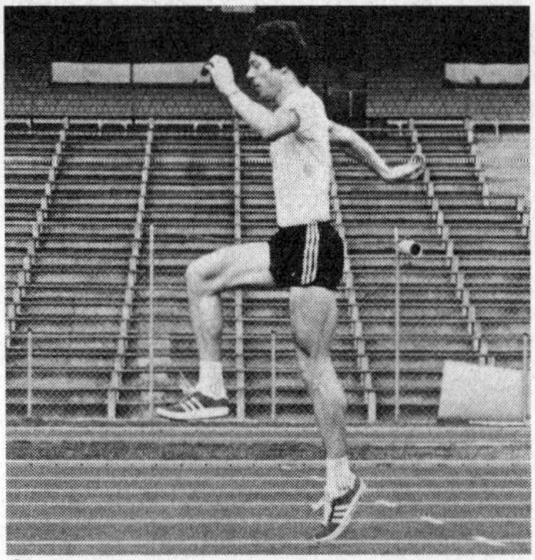

2

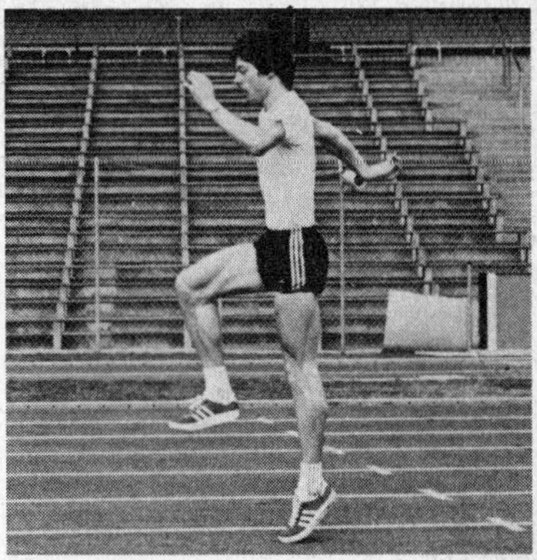

1

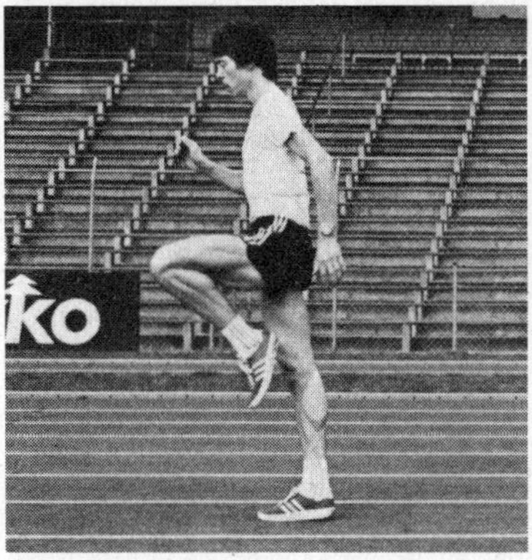

4

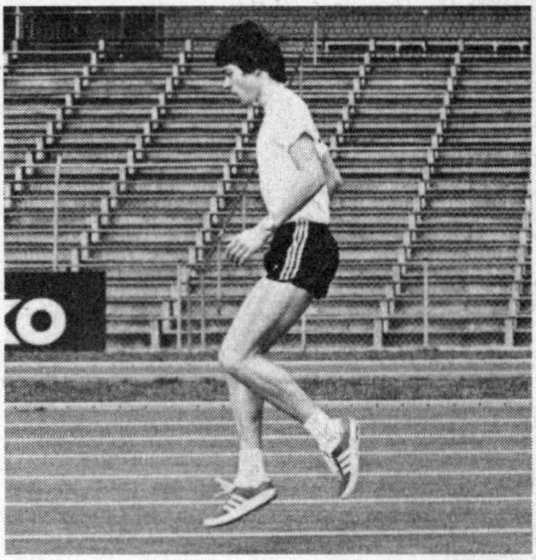

3

3. Hopserlauf

Beim Hopserlauf hat der gleiche Fuß zweimal Bodenberührung, bevor der eigentliche Laufschritt beginnt. *Beispiele:* kleiner Hopser vom linken auf den linken Fuß, Vorbringen des rechten Beins, zwei Hopser auf dem rechten Fuß, Vorbringen des linken Beins, wieder zwei Hopser auf dem linken Fuß und so weiter. Die Schultergürtel sollten dabei ruhig und die Armführung locker sein. Beim Hopserlauf wird ein langsames Tempo angeschlagen.

Wie erwähnt, eignet sich der Hopserlauf gut als Vorschaltbelastung beim Training nach der Intervallmethode. Er kann auch am Ende einer Trablaufbelastung eingesetzt werden, indem man vom normalen Laufrhythmus in den Hopserlaufrhythmus überwechselt.

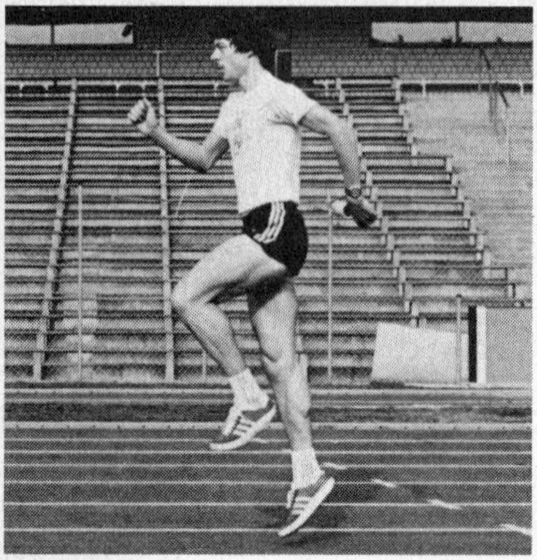

2

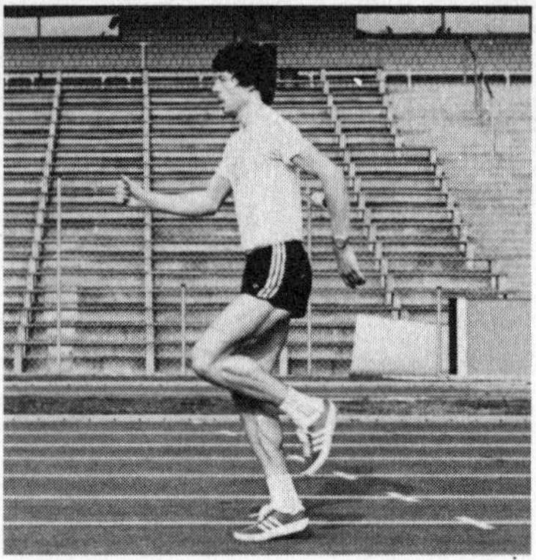

1

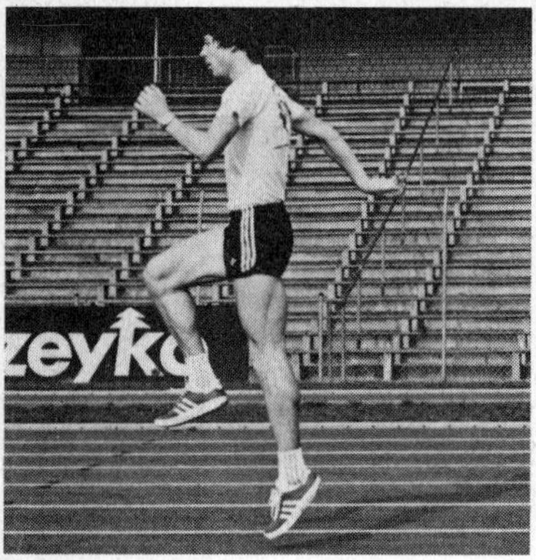

4

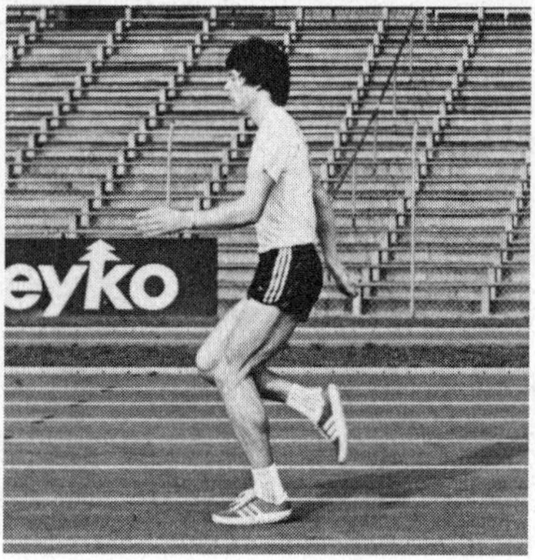

3

4. Kniehebelauf

Der Kniehebelauf zeichnet sich durch eine hohe Schrittfrequenz aus. Über eine Distanz von 20 bis 30 Metern werden die Knie bei jedem Schrittauftakt so hoch gezogen, daß der Oberschenkel waagerecht zum Erdboden verläuft. Die Schritte sind dabei sehr kurz. Es ist darauf zu achten, daß der Unterschenkel zum Oberschenkel einen rechten Winkel bildet und daß der Fuß wieder parallel zum Erdboden gehalten wird. Die Armunterstützung erfolgt wie beim normalen Lauf; das Abdruckbein muß gestreckt und die Hüfte leicht angehoben sein. An den Kniehebelauf kann sich ein Lauf über 60 bis 70 Meter mit leicht erhöhtem Trablauftempo anschließen. Der Kniehebelauf eignet sich auch als Auftaktbewegung beim Intervalltraining.

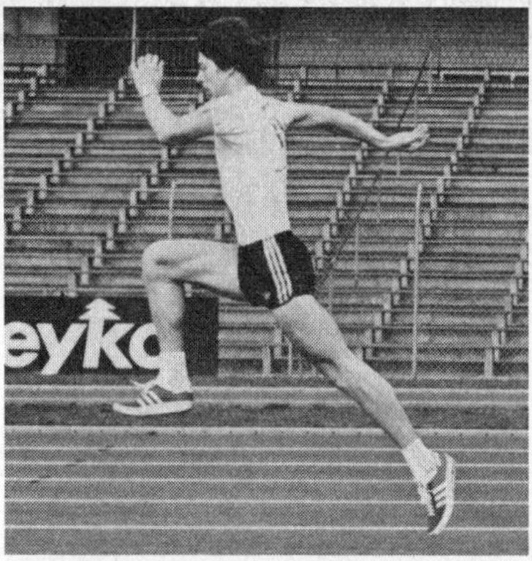

2

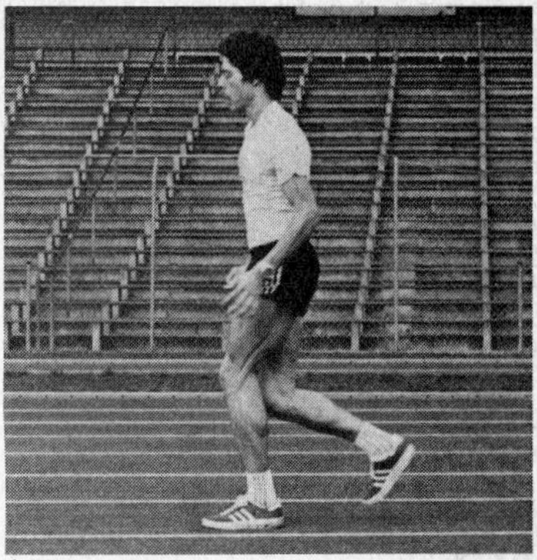

1

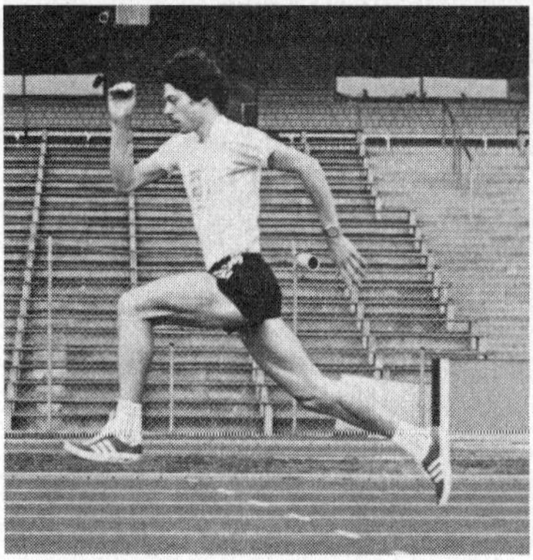

4

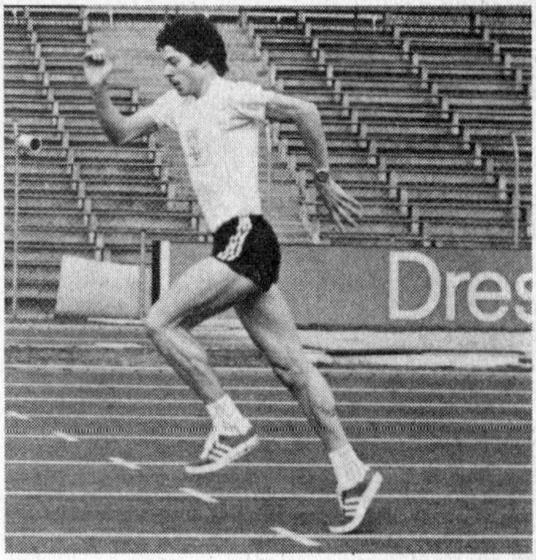

3

5. Sprunglauf

Der Sprunglauf über zehn bis dreißig Meter entsteht durch ein kräftiges und betontes Abdrücken des Abdruckbeins bei gleichzeitigem Bemühen, den Laufschritt in einen weiten, flachen Sprung umzuwandeln. Bei der Landung muß der Körper weich abgefedert werden, um die Sprunggelenke zu schonen. Es sollte deshalb mit den Ballen aufgesetzt werden. Für den Sprunglauf eignet sich ein weicher, lockerer oder federnder Untergrund besonders gut.

Der Sprunglauf stärkt die Muskulatur, die Sehnen und die Bänder der Beine. Nach Trablaufbelastungen ist eine niedrige Intensität zu empfehlen.

Individuelle Dosierung, Planung und Realisierung des Trablauftrainings

Individuelle Dosierung

Das Trablauftraining kann nur dann den größten Effekt erbringen, wenn Umfang und Intensität der Trainingsaufgaben angemessen dosiert werden. Dadurch werden Über-, aber auch Unterforderungen vermieden. Der Trainingsplan muß also einen individuellen Zuschnitt bekommen. Voraussetzung dafür ist die objektive Beantwortung folgender Punkte:

- Wie ist der derzeitige Gesundheitszustand?
- Wie hoch ist das Körpergewicht?
- Wie ist das Alter?
- Wie sind die körperlichen beruflichen Anforderungen?
- Wie sind die Trainingsbedingungen oder -voraussetzungen?
- Wie sind die sportlichen Erfahrungen und augenblicklichen sportlichen Aktivitäten?

Aus der Beantwortung dieser Fragen ergibt sich der Ist-Zustand für das Trablauftraining. Da diese Voraussetzungen bei jedem Menschen unterschiedlich sind, ist die persönliche Mitarbeit bei der Planung der Trainingsaufgaben unbedingt erforderlich.

Es gibt eine große Anzahl von Fitnessbüchern mit Testtabellen, aus denen dann nach Durchführung dieser Tests der Grad der momentanen Leistungsfähigkeit abgelesen werden kann. So wird zum Beispiel ein Zwölf-Minuten-Dauerlauf gefordert. Anhand der in dieser Zeit zurückgelegten Meter soll ermittelt werden, ob eine gute, mittlere oder unterdurchschnittliche Fitness vorhanden ist.

Ein solches Beurteilungsverfahren ist wenig sinnvoll. Von untrainierten Menschen, oft mit starkem Übergewicht, kann auf Anhieb einfach kein Zwölf-Minuten-Lauf verlangt werden. Es ist sogar zu befürchten, daß eine unvorbereitete Zwölf-Minuten-Belastung einen starken Ermüdungs- oder gar Erschöpfungszustand herbeiführt. Dies ist sicherlich keine positive Motivation für die Aufnahme eines regelmäßigen Trablauftrainings. Extreme Ermüdungen während und nach dem Trablauftraining sind aus medizinischen Gründen sogar abzulehnen. Mit der umfassenden ärztlichen Beurteilung, den ‹Checkup›, den eigenen Erfahrungswerten und der langsamen Heranführung an die persönliche Leistungsgrenze ist es für den Trabläufer nicht schwer, einen Trablauftrainingsplan aufzustellen und diesem den erforderlichen individuellen Zuschnitt zu geben.

Planung und Realisierung

Der Leistungssportler, der seine Höchstform zum Zeitpunkt einer Meisterschaft oder eines wichtigen Wettkampfes erreichen will, muß sein Training und auch die vorangehenden Läufe (Aufbaustarts) gewissenhaft planen. Ohne Planung ist die erfolgreiche Realisierung dem Zufall überlassen. Auch das Trablauftraining verfolgt Ziele, die mit größerer Wahrscheinlichkeit mit einer durchdachten Planung zu erreichen sind. Mit dem Planungsvordruck, speziell für das Trablauftraining entworfen, kann in kurzer Zeit ein Wochen- oder Monatsplan erstellt und das realisierte Training eingetragen werden. Wichtige Daten wie Puls, Gewicht, körperliche Verfassung oder die Trainingsbedingungen sollten registriert werden. So sind Planung und Realisierung auf einen Blick zu bewerten. Daraus können Informationen für weitere Trainingsmaßnahmen gewonnen werden. Dieses Verfahren ermöglicht dem Trabläufer, Dosierungen immer exakter vorzunehmen.

Auf einem Blatt Millimeterpapier (Normalgröße) können die Trainingsdaten von jeweils einem Monat erfaßt werden. Ein Studium der vier folgenden Trainingsbeispiele läßt sehr schnell erkennen, wie die Eintragungen vorzunehmen sind.

1. Trainingsbeispiel, erstellt für eine Hausfrau

Die persönliche Situation:
a) guter Gesundheitszustand
b) 48 Jahre
c) Normalgewicht
d) einseitige Tätigkeit durch Haushaltsführung
e) gute Trainingsbedingungen
f) seit der Schulzeit wurde kein Sport mehr betrieben

2. Trainingsbeispiel für einen Manager, der beruflich stark gefordert wird

Die persönliche Situation:
a) um den beruflichen Stress ohne Gesundheitsschäden zu überstehen, empfiehlt der Arzt ein dosiertes körperliches Training
b) 55 bis 60 Jahre alt
c) 6 Kilo Abweichung vom Normalgewicht
d) im Beruf keine körperlichen Anforderungen, dafür aber erhöhter Stress durch Reisen, Konferenzen usw.
e) Trainingsbedingungen gut
f) keine sportlichen Belastungen

3. Trainingsbeispiel für einen Menschen, der zweimal wöchentlich Sport betreibt
Die persönliche Situation:
a) guter Gesundheitszustand
b) Alter 35 bis 40 Jahre
c) 3 Kilo über Normalgewicht
d) keine körperlichen beruflichen Anforderungen
e) gute Trainingsbedingungen
f) wöchentlich wird für eine Stunde Volleyball gespielt und zirka eine Stunde gewandert

4. Trainingsbeispiel für einen Mann über 50 mit starkem Übergewicht
Die persönliche Situation:
a) der Arzt hat dosierten Trablaufbelastungen zugestimmt
b) Alter 50 bis 55 Jahre
c) 10 Kilo über Normalgewicht
d) sitzende Tätigkeit, also keine körperlichen Anforderungen im Beruf
e) gute Trainingsbedingungen
f) in den letzten 25 Jahren keine sportliche Betätigung mehr

Die vier Beispiele sind so aufgebaut, daß der Belastungsumfang vorsichtig von Trainingseinheit zu Trainingseinheit gesteigert wird. Nach einem Trablauftrainingstag werden ein oder gar zwei Ruhetage eingelegt. – Die Trainingsbeispiele sollen Anregungen vermitteln, selbst Aufgaben, die Ihre persönliche Situation eher berücksichtigen, zu formulieren.
Der nach oben zeigende Pfeil in der Rubrik «Verfassung» bedeutet, daß Ihr körperliches Befinden an diesem Trainingstag ausgezeichnet gewesen ist. Zeigt der Pfeil nach unten, war der Allgemeinzustand schlecht; der Grund könnte ein zu intensives Trablauftempo gewesen sein. Zur Beurteilung der Trainingsbedingungen können die gleichen Symbole verwendet werden. An den Ruhetagen sollten Sie, wenn Sie Zeit finden, körperbildende sowie Dehn- und Lockerungsübungen durchführen. Schauen Sie sich die Bildreihen an, lesen Sie die Hinweise für die Durchführung gut durch und probieren Sie nach und nach alle Übungen einmal durch. Auch wenn Sie zu Beginn mit der einen oder anderen Übung Schwierigkeiten haben, ist der Effekt gesichert; denn allein der Versuch stellt ja schon den Wachstumsreiz auf die untrainierte Muskulatur dar. Mit zunehmender Übungserfahrung und Verbesserung der Kraft und Dehnfähigkeit werden Ihnen die Übungen keine Probleme mehr bereiten.
Bei der Anwendung der Übungen ist darauf zu achten, daß die Muskulatur nicht einseitig belastet wird. Nach einer Übung zur Kräftigung der Beinmuskulatur sollte eine Übung für die Bauchmuskeln ausgewählt

werden usw.
Ein Programm für das Wohnzimmer könnte wie folgt aufgebaut werden:

1. eine Minute Trablauf
2. fünf Liegestütze
3. eine halbe Minute Hopserlauf
4. zehnmal Rückenspanner
5. eine halbe Minute leichte Sprungschritte
6. sechs bis acht Klappmesser
7. eine Minute gehen und dabei kräftig ein- und ausatmen
8. vier bis sechs Sprünge
9. zwei Minuten entspanntes Gehen und einige Dehnübungen aus dem geschilderten Programm

Sie können auch zwischen den Übungen einen Trablauf von einer halben bis einer Minute durchführen. Die Schritte sollten verkürzt, die Knie dafür mehr angehoben werden. Dies wäre zum Beispiel ein Ersatzprogramm bei ungünstigen Witterungsbedingungen oder für Tage, an denen keine Zeit für das Trablauftraining zur Verfügung steht.
Alle Übungen und der Trablauf selbst können auch während einer Rast zwischen langen Autofahrten und auch im Büro durchgeführt werden.
Mit zunehmenden Bewegungserfahrungen und verbesserter Leistungsfähigkeit wird auch die Bewegungsqualität der Übungen gehoben. Man verspürt Zufriedenheit und Stolz, wenn die Muskulatur beherrscht wird und man mit ihr wieder etwas anzufangen weiß.
Versuchen Sie, selbst Übungen zu erfinden. Nahezu alle Übungen lassen sich variieren und mit Gegenständen (Bücher, gefüllte Plastikflaschen usw.) ausführen. Die Wirksamkeit kann dadurch erheblich verstärkt werden. – Dehn- und Lockerungsübungen in den Pausen tragen zur schnelleren Regenerierung, also zur vorzeitigen Wiederherstellung der Leistungsfähigkeit bei.

Die wichtigsten Punkte für die Aufstellung und Realisierung des Trablauftrainingsplans sind:

1. Schätzen Sie Ihre körperliche Leistungsfähigkeit objektiv ein und formulieren Sie danach Ihre Trainingsaufgabe.
2. Erhöhen Sie in kleinen Dosen das Training. In den ersten sechs Wochen sollte nur der Umfang erhöht werden; danach kann die Trablaufintensität vorsichtig gesteigert werden.
3. Wenn Sie merken, daß Ihnen die Lösung einer Trainingsaufgabe große Schwierigkeiten bereitet, ändern Sie die Aufgabe. Oft genügt eine Gehpause mit Dehn- und Lockerungsübungen, um dann mit neuer Kraft weitertraben zu können.
4. Denken Sie an den Vier-Schritt-Rhythmus. Damit haben Sie gerade

Trainingsplanung und Realisierung *Monat:* Juni 1977

Trainingsziele	bis Monatsende 1–1 ½ kg Gewichtsabnahme, Trablauftechnik erlernen, 8 Min. Trablauf ohne Gehpausen, vorsichtige Gewöhnung der Organsysteme und Muskulatur an erhöhte Trablaufbelastungen

	Planung									*Realisierung (Trainingsbuch)*						
	Trainingsformen								Trainingsaufgabe und wichtige Hinweise	absolviert		Puls	Gewi.	Verfas.	Beding.	Besondere Vermerke (z. B. Kontrolle der Trainingsziele)
	W	ML	IT	TL	F	KÜ	DÜ	KO		Zeit	km					
1. M	x								30 Min.	30′	3	70	60	↑	↑	
2. D						x	x		10 Min. (Zimmer)							
3. F									Ruhetag, Bad, Sauna							
4. S									Ruhetag							
5. So	x						x		35–40 Min., 5 Min.							
6. M									Ruhetag							
7. D		x					x		15 – 30 – 15 – 30 – 15 sec Pause wie Belastung							
8. M									Massage? Bad? Sauna?							
9. D			x						5x100 m in 40 sec, 1½–2 Min. Pause	3.20′	0,5	68	59,5	↗	→	Aufgabe ohne Schwierigkeiten gelöst, ½ kg Gewicht verloren
10. F						x			Ruhetag							
11. S		x					x		30 – 45 – 60 – 45 – 30 sec, Pause wie Belastung							
12. So									Ruhetag, evtl. 45–60 Min. Wandern							
13. M							x		Massage? Bad? Sauna?							
14. D									Ruhetag							
15. M							x		1 – 2 – 3 – 2 – 1 Min. Pause wie Belastg.	9′	1,080	69	59,2	↑	↓	Lauftechnik macht keine Umstände
16. D						x	x		10 Min. (Zimmer)							
17. F									Ruhetag. Sauna? Bad?							

	Planung									Realisierung (Trainingsbuch)						
	Trainingsformen								Trainingsaufgaben und wichtige Hinweise	absolviert		Puls	Gewi.	Verfas.	Beding.	Besondere Vermerke (z. B. Kontrolle der Trainingsziele)
	W	ML	IT	TL	F	KÜ	DÜ	KO		Zeit	km					
18. S			x				x		5–6x200 in ca. 80 sec, Pause ca. 2 Min.							
19. So							x		im Zimmer 8 Min.							
20. M									Ruhetag							
21. D				x					5 Min. Trablauf. Vorsichtig beginnen	5′	ca. 0,6	67	59,2	↗	↑	Bin stolz, daß die Aufgabe Belastung gelöst werden konnte. Puls nach Belastung 140
22. M									Ruhetag							
23. D						x	x		10 Min. Massage? Sauna? Bad?							
24. F			x				x		4–6x300 in 2,10 Min., Pause ca. 2 Min.	10′	1,2	68	59,1	↓	↑	Tempo bei dem ersten Lauf zu langsam 2. Belastung zu schnell, Puls zu hoch (160)
25. S						x	x		10 Min. Massage							
26. So				x			x		6 Min. Trablauf	6′	ca. 0,7	67	59	↑	↑	Gut gefühlt, Programm ohne Schwierigkeiten erfüllt
27. M									Ruhetag							
28. D		x					x		2 – 3 – 4 – 2 – 1 Min., Pause wie Belastg.							
29. M									Ruhetag							
30. D				x			x		8 Min. Trablauf	8′	ca. 0,960	66	58,8	↑	→	Alle Trainingsziele erreicht. Fühle mich sehr wohl
31.																

Zielsetzung für Juli 1977. 12–15 Minuten Trablauf

Gewichtsreduzierung auf 57,5 kg. Will versuchen, die KÜ noch mehr zu berücksichtigen.

W – Wandern, ML – Minuten-Trabläufe, IT – Intervall-Trabläufe, TL – Trablauf, F – Fahrtspiel, KÜ – Körperb. Übung, DÜ – Dehn- und Lockerungsübungen, KO – Koordinationsübungen

Trainingsplanung und Realisierung *Monat:* Juni 1977

Trainingsziele	Reduzierung des Gewichtes um 1½ kg; Lauftechnik erlernen, Kräftigung des Muskelapparates, Verbesserung des Allgemeinbefindens, 10 Minuten Trablauf ohne Gehpause

	Planung									*Realisierung (Trainingsbuch)*						
	Trainingsformen								Trainingsaufgabe und wichtige Hinweise	absolviert		Puls	Gewi.	Verfas.	Beding.	Besondere Vermerke (z. B. Kontrolle der Trainingsziele)
	W	ML	IT	TL	F	KÜ	DÜ	KO		Zeit	km					
1. M	x						x		20 Min. Wandern, 5 Min. DÜ	20′	ca. 2	78	77	↑	↑	
2. D									Ruhetag							
3. F						x	x		10 Min.							
4. S	x						x		30 Min. Wandern, 5 Min. DÜ							
5. So									Ruhetag							
6. M						x	x		10–12 Min.							
7. D		x					x		10 – 20 – 30 – 40 – 30 – 20 – 10 sec, Pause wie Belastung, 5 Minuten DÜ	2,40	ca. 0,4	78	77	↑	↑	hat Freude gemacht
8. M									Ruhetag. Massage? Sauna?							
9. D			x				x		6x100 in 40 sec, Pause 2 Min., DÜ 5 Min.							
10. F									Ruhetag							
11. S		x							30 – 45 – 60 – 45 – 30 Min. Pause wie Belastung							
12. So						x	x		10–12 Min.							
13. M									Ruhetag, Fastentag							
14. D		x				x	x		5x1 Minute, P 1½ Min. mit DÜ und KÜ im Zimmer							
15. M									Ruhetag. Massage? Sauna?							
16. D			x				x		5x200 in 76–80 sec, Pause 2 Min., DÜ 5′	ca. 6,40	1,0	76	76,5	↗	↗	Zu Beginn schwer, bei den letzten 2 Belastungen sehr wohl gefühlt
17. F									Ruhetag							

	Planung									*Realisierung (Trainingsbuch)*						
	Trainingsformen								Trainingsaufgabe und wichtige Hinweise	absolviert		Puls	Gewi.	Verfas.	Beding.	Besondere Vermerke (z. B. Kontrolle der Trainingsziele)
	W	ML	IT	TL	F	KÜ	DÜ	KO		Zeit	km					
18. S		x				x	x		1 – 2 – 3 – 2 – 1 Min., Pause wie Belastung, 8 Min. KÜ und DÜ							
19. So	x								40 Min. Wandern, 5 Min. DÜ							
20. M									Ruhetag							
21. D				x		x	x		4–6 Min. Trablauf, 6 Min. KÜ und DÜ	5	0,7	75	76,5	→	↑	6 Min. Trablauf nicht erreicht, weil Tempo zu hoch
22. M									Fasten- und Ruhetag							
23. D			x				x		4–6x300 in 2 Min., Pausen ca. 2–2½ Min., 5 Min. DÜ	12′	1,8	74	74,5	↑	→	Ausgezeichnete körperliche Verfassung
24. F									Ruhetag. Massage? Sauna?							
25. S		x				x	x		1 – 2 – 4 – 2 – 1 Min., Pausen wie Belastung, 10 Minuten KÜ und DÜ							
26. So	x						x		50 Min. Wandern, 10 Min. DÜ							
27. M									Ruhetag							
28. D				x					2x5 Min. Trablauf, Pause 4–5 Min., DÜ in der Pause							
29. M									Ruhetag			72	75			
30. D				x			x		10 Min. Trablauf, 5 Min. DÜ	10′	1,3			↑	↗	Aufgabe konnte leicht gelöst werden
31.																

Alle Trainingsziele erreicht. Erst jetzt weiß ich, welchen Wert dosierte sportliche Belastungen – insbesondere der Trablauf – besitzen. Ende Juli möchte ich fähig sein, 20 Min. Trablauf zu absolvieren und mein Körpergewicht um 2 weitere kg reduzieren.

W – Wandern, ML – Minuten-Trabläufe, IT – Intervall-Trabläufe, TL – Trablauf, F – Fahrtspiel, KÜ – Körperb. Übung, DÜ – Dehn- und Lockerungsübungen, KO – Koordinationsübungen

Trainingsplanung und Realisierung *Monat:* Juni 1977

Trainingsziele	20 Minuten Trablauf; 1–1½ kg Gewichtsreduzierung; in 8 Wochen einen Volkslauf zu bestreiten															
	Planung									*Realisierung (Trainingsbuch)*						
	Trainingsformen								Trainingsaufgabe und wichtige Hinweise	absolviert		Puls	Gewi.	Verfas.	Beding.	Besondere Vermerke (z. B. Kontrolle der Trainingsziele)
	W	ML	IT	TL	F	KÜ	DÜ	KO		Zeit	km					
1. M		x					x		1 – 2 – 3 – 2 – 1; Gehpause wie Belastungen, 5 Min. DÜ	9′	1,1	72	76	↑	→	Leicht gefallen; Belastungspuls 140
2. D									Ruhe							
3. F			x			x	x		5–6x300 in 2′; Pausen 2′ 10′ KÜ und DÜ	12′	1,8	71	76	↗	↑	Schwer gefallen; hätte nur 4x300 m laufen sollen
4. S									Ruhetag							
5. So					x		x		8 Min. Fahrtspiel mit Gehpause, 5 DÜ							
6. M						x	x		10 Min. KÜ (Volleyball?)							
7. D									Ruhe							
8. M				x			x		6–8 Min. Trablauf, 5 Min. DÜ							
9. D									Ruhe							
10. F			x				x		6–8x300 in 2 Min.; Pause 2 Mi. 10 Min. DÜ							
11. S									Ruhe							
12. So	x						x		60 Min. Wandern, 10 Min. DÜ							
13. M									Ruhe							
14. D									Volleyball							
15. M		x				x	x		2 – 3 – 4 – 3 – 2 Min., Gehpausen wie Belastung, 10 Min. KÜ und DÜ	14′	1,7	70	76,5	↑	→	Aufgabe konnte leicht gelöst werden, trotz starkem Wind
16. D									Ruhe							
17. F									Ruhe, evtl. Volleyball							

Tag	Planung: Trainingsformen W	ML	IT	TL	F	KÜ	DÜ	KO	Planung: Trainingsaufgabe und wichtige Hinweise	Realisierung (Trainingsbuch): absolviert Zeit	absolviert km	Puls	Gewi.	Verfas.	Beding.	Besondere Vermerke (z. B. Kontrolle der Trainingsziele)
18. S				x			x		6 Min. Trablauf, 6 Min. Gehpause 6 Min. Trablauf, 10 Min. DÜ	12′	1,5	71	76	↑	↑	Sehr zufrieden, Aufgabe ohne Schwierigkeiten gelöst
19. So	x					x	x		90 Min. Wandern, 10 Min. KÜ und DÜ							
20. M									Ruhe							
21. D		x					x		3 – 5 – 4 – 3 – 2 – 1 Min., Gehpausen wie Belastung, 5 Min. DÜ							
22. M									Ruhe							
23. D					x	x	x		12 Min. Fahrtspiel, 10 Min. KÜ und DÜ	12′	1,4	70	76,5	→	↑	Müde, Ursache: zu wenig Schlaf
24. F									Ruhe							
25. S				x			x		15 Min. Trablauf, 10 Min. DÜ	15′	1,9	68	76	↑	↓	Kein Problem! Pulsfrequenz nach Belastung 140
26. So	x						x		60 Min. Wandern, 10 Min. DÜ							
27. M									Ruhe (evtl. Volleyball)							
28. D			x			x	x		8x300 in 2′; Pausen 2′, 10′ KÜ und DÜ							
29. M									Ruhe							
30. D				x			x		20 Min. Trablauf, 5 Min. DÜ	20′	2,4	68	76,5	↗	↑	Die letzten 2 Minuten etwas schwere Beine. Bin stolz, Hauptziel erreicht!
31.																

Trainingsziele konnten bis auf die Reduzierung des Körpergewichtes verwirklicht werden. Im Trainingsmonat Juli werden 2–3 Fastentage eingeplant. Essensgewohnheiten überprüfen.
Ende Juli werde ich mich an einem Volkslauf beteiligen. Im Juli wird der Trablauf und das Fahrtspiel vorrangig angewandt. Sauna, Massagen sollen als trainingsbegleitende Maßnahmen hinzukommen.

W – Wandern, ML – Minuten-Trabläufe, IT – Intervall-Trabläufe, TL – Trablauf, F – Fahrtspiel, KÜ – Körperb. Übung, DÜ – Dehn- und Lockerungsübungen, KO – Koordinationsübungen

Trainingsplanung und Realisierung — *Monat:* Dezember 1977

Trainingsziele	1½ kg Gewichtsreduzierung; vorsichtige Anpassung der Organsysteme und Muskulatur, um am Monatsende Trablaufbelastungen von 8 Minuten bewältigen zu können

	Planung									*Realisierung (Trainingsbuch)*						
	Trainingsformen								Trainingsaufgabe und wichtige Hinweise							Besondere Vermerke (z. B. Kontrolle der Trainingsziele)
	W	ML	IT	TL	F	KÜ	DÜ	KO		Zeit	km	Puls	Gewi.	Verfas.	Beding.	
1. D	x						x		25–30 Min. Wandern, 5 Min. DÜ	30′	ca. 2,7	80	80	↑	↑	
2. F									Ruhe							
3. S	x					x	x		30–40 Min. Wandern, 8 Min. DÜ und KÜ							
4. So									Ruhe							
5. M						x	x		10 Min. DÜ und KÜ							
6. D		x					x		10 – 20 – 30 – 20 – 10 sec Gehpausen verdoppeln, 5 Min. DÜ	1½′	ca. 0,3	80	80	↑	→	Neues Lebensgefühl nach diesem Training
7. M									Ruhe, fasten!							
8. D	x					x	x		40 Min. Wandern, 10 Min. DÜ und KÜ	40′	3,6	78	79	→	→	Schwer gefallen. Hängt wohl mit dem Fastentag zusammen
9. F									Massage!							
10. S		x							20 – 30 – 40 – 50 – 40 – 30 – 20 sec Gehpausen verdoppeln							
11. So									Ruhe							
12. M						x	x		12 Min. DÜ und KÜ							
13. D			x				x		6x100 in 45 sec, Pausen 2 Min., 5 Min. DÜ	4,5′	600	79	79	↑	↓	Aufgabe konnte trotz Regen und Wind leicht gelöst werden
14. M									Ruhe (evtl. Massage)							
15. D	x						x		60 Min. Wandern, 5 Min. DÜ							
16. F									Ruhe							
17. S		x					x		1–1½ – 2 – 1½ – 1 Min., Gehpausen um 1/3 mehr als Belastungszeit, 5 Min. DÜ	7′	99	78	78,5	↓	↑	Nicht gut gefühlt. Party-Nachwirkung?

	Planung									Realisierung (Trainingsbuch)						
	Trainingsformen								Trainingsaufgabe und wichtige Hinweise	absolviert		Puls	Gewi.	Verfas.	Beding.	Besondere Vermerke (z. B. Kontrolle der Trainingsziele)
	W	ML	IT	TL	F	KÜ	DÜ	KO		Zeit	km					
18. So						x			Ruhe (evtl. 10 Min. KÜ)							
19. M									Massage und fasten!							
20. D	x						x		60 Min. Wandern, 10 Min. DÜ							
21. M			x				x		4 – 5x200 in 90 sec, Pausen 2–3′, 5′ DÜ							
22. D									Ruhe							
23. F		x				x	x		2 – 4 – 2 Min., Pausen wie Belastungen, 10 Min. KÜ und DÜ	8′	1,0	78	78	↑	↑	Aufgabe konnte leicht gelöst werden
24. S									Ruhe (evtl. ca. 60 Min. Wandern)							
25. So						x	x		12 Min. DÜ und KÜ							
26. M									Ruhe							
27. D				x			x		5–7 Min. Trablauf, 5 Min. DÜ	6′	6,8	78	78	→	↑	Am Anfang etwas zu schnell begonnen. Nachher sehr wohl gefühlt
28. M									Ruhe, Massage							
29. D									Ruhe; kann auch mit 30. 12. getauscht werden							
30. F	x					x	x		30 Min. Wandern, 10 Min. KÜ und DÜ							
31. S				x			x		8 Min. Trablauf, 5 Min. DÜ	10′	1,3	76	77,5	↑	↗	Fühlte mich so stark, daß ich 10 Min. getrabt habe, 2 Min. über Soll

Alle Trainingsziele erreicht. Es konnte am 31. 12. sogar 10 Min. ohne Gehpause getrabt werden. Gewicht konnte um 2 kg reduziert werden. Schon lange nicht mehr körperlich und seelisch so wohl gefühlt. Hauptziel für Januar: 15 Minuten kontinuierlicher Trablauf.

W – Wandern, ML – Minuten-Trabläufe, IT – Intervall-Trabläufe, TL – Trablauf, F – Fahrtspiel, KÜ – Körperb. Übung, DÜ – Dehn- und Lockerungsübungen, KO – Koordinationsübungen

zu Beginn des Trablauftrainings eine gute Methode, die Intensität angemessen zu dosieren. Vier-Schritt-Rhythmus bedeutet, daß bei einer Ein- und Ausatmung acht Schritte zurückgelegt werden.

5. Zu Beginn des Trablauftrainings sollten Sie öfters Pulskontrollen vornehmen. Mit der Herzschlagfrequenz von 130 bis 140 Schlägen pro Minute liegen Sie im aeroben Bereich.

6. Gestalten Sie Ihr Trablauftraining abwechslungsreich. Wechseln Sie das Gelände, variieren Sie die Trainingsaufgaben. In der Gruppe mit Gleichgesinnten trabt es sich leichter als allein und bringt mehr Freude.

7. Bei Erkältungskrankheiten ist Vorsicht geboten. Befragen Sie Ihren Arzt. Ein leichter Schnupfen kann jedoch mit sehr ruhigen Belastungen und richtigen Verhaltensweisen danach (Wechseldusche, Kopfbedekkung, vitaminhaltige Getränke usw.) schneller kuriert werden.

8. Sollte sich nach den ersten zwei oder drei Trainingswochen eine zentrale Ermüdung einstellen, so daß Ihnen das Training besonders schwerfällt, dann ist dieser Zustand durchaus normal. Auch Hochleistungssportler, die längere Zeit kein regelmäßiges Training betrieben haben, kennen dieses Phänomen. Wenn Sie in diesem Zustand vermehrt Ruhetage einlegen oder statt traben wandern, werden Sie nach einigen Tagen zu Ihrer gewohnten Leistungsfähigkeit zurückfinden.

9. Vergessen Sie nicht, Ihr absolviertes Training zu notieren. Nur so haben Sie eine ständige Kontrolle über Ihren körperlichen Zustand und können die nächste Trainingsaufgabe richtig formulieren. Auch können Sie täglich feststellen, ob es Ihnen gelingen wird, Ihre Trainingsziele zum Monatsende zu erreichen.

10. Wenn Sie unmittelbar nach Beendigung des Trainings nicht sofort in das Auto springen, um nach Hause zu fahren, oder nicht sofort unter die Dusche gehen, sondern locker weitertraben oder sich im Gehen erholen, regenerieren Sie sich viel schneller als ohne diese ‹Nachbereitung›. Dann werden Sie sich nicht nur nach dem Training wohler fühlen; Sie bereiten auch das nächste Training wie ein ‹Profi› vor. Es wird Ihnen entsprechend leichterfallen.

11. Denken Sie bitte immer daran, daß Ihr Körper eine erstaunliche Leistungsreserve besitzt. Versuchen Sie, einen Teil dieser Reserve mit dem Trablauftraining zu aktivieren. Dies ist ein sicherer und natürlicher Weg, um Gesundheit, Lebensfreude und eine erhöhte Lebenserwartung mit verbesserter Lebensqualität zu erreichen.

Trablaufbegleitende Maßnahmen

Neben dem reinen Trablauftraining gibt es noch eine Reihe weiterer Möglichkeiten, sich sportlich und gesund zugleich zu verhalten. Unter trablaufbegleitenden Maßnahmen werden die allgemeine körperliche Betätigung in Beruf und Freizeit, die Körperpflege sowie eine leistungs- und gesundheitsfördernde Ernährung verstanden. Erst das Zusammenspiel von Training und trainingsbegleitenden Maßnahmen sichern dem Trablauf den gewünschten Erfolg.

Sportliche Betätigung in Beruf und Freizeit

Unter Sport wird in erster Linie körperliche Betätigung verstanden. Insofern ist der Begriff dehnbar. Unter Ausklammerung der arbeitsbedingten Tätigkeiten bleibt ein weites Feld, das zu beschreiben und zu diskutieren wäre. Hier wird der Sport auf trablaufbegleitende Maßnahmen eingeschränkt; darunter sind unter anderem zu verstehen:

1. Beruf

- Lockerungsübungen und Gehpausen bei sitzender Beschäftigung
- Spaziergänge während der Arbeitspausen
- Verzicht auf die Benutzung der Fahrstühle; dafür Benutzung der Treppen
- Unterbrechung von längeren Autofahrten und Einschaltung von aktiven Erholungspausen auf den Rastplätzen (Lockerungsübungen, kurzer Spaziergang)
- Benutzung der Schwimmbäder und der Saunen in Hotels
- Wanderungen oder Trabläufe in Parks bei Dienstreisen

- Verzicht auf das Auto bei Haushaltseinkäufen in der Nähe der Wohnung
- Verzicht auf Rolltreppen in Bahnhöfen und bei Straßenunterführungen
- Verzicht auf öffentliche Verkehrsmittel bei Wegen zu und von der Arbeitsstelle, wenn der Fußmarsch nicht länger als zehn bis fünfzehn Minuten dauert

2. Freizeit

- Wanderungen mit der Familie am Wochenende
- Radwanderungen nach Feierabend oder am Wochenende
- Schwimmen
- Gartenarbeiten
- Freizeitspiele mit der Familie im Garten, in Grünanlagen oder im Wald
- Teilnahme an Gymnastikkursen der Volkshochschulen
- Skiwanderungen im Winter
- Sport im Sportverein (Hausfrauensport, Jedermannsport, Sport für Mutter und Kind, Mannschaftssportarten wie Volleyball und Basketball)

Alle diese Maßnahmen unterstützen und fördern die körperliche Fitness. Das Angebot ist groß, wenn sich der Mensch seiner Bewegungsarmut bewußt wird und sich auf die Suche nach geeigneten sportlichen Betätigungen begibt.

Körperpflege

Die Körperpflege sollte als leistungs- und gesundheitsfördernde Maßnahme bewußt und gezielt betrieben werden. Aus dem nachstehenden Angebot sollte sich jeder Trabläufer seinen eigenen physiotherapeutischen Körperpflegeplan zusammenstellen. Unter Physiotherapie wird die Anwendung von Massagen, Unterwassermassagen, Wärmebehandlungen, Bädern usw. verstanden.

Wechseldusche

Bevor der Körper nach dem Trablauftraining abkühlt, wird zunächst einige Minuten warm geduscht, dann nach dem Prinzip des Intervalltrainings kalt und warm im Wechsel; dadurch öffnen und schließen sich die Poren. Das Duschbad wird kalt beendet, der Körper mit einem rauhen Frotteehandtuch trockengerieben. Wenn der Körper mit einem guten Hautfunktionsöl eingerieben wird, erhält die Haut das entzogene Fett zurück; dabei wird an den Füßen begonnen (Massage zum Herzen hin vornehmen). Nach dem Waschen die Haare gut föhnen und bei ungünstigen Witterungsbedingungen eine Kopfbedeckung aufsetzen. Steht unmittelbar nach dem Training keine Dusche oder Waschmöglichkeit zur Verfügung, wird der Oberkörper mit einem Handtuch trockengerieben und trockene Kleidung angezogen.

Sauna
Wenn möglich, sollte einmal wöchentlich ein Saunabad aufgesucht werden; denn saunieren fördert die Kreislaufelastizität, trainiert das Wärmeregulationsvermögen des Körpers, härtet ab und verbessert das allgemeine körperliche und seelische Wohlbefinden. Stoffwechselrückstände werden ausgeschieden. Ferner wird der Muskelkater, der sich zu Beginn des Trablauftrainings einstellen kann, durch das Saunieren schneller beseitigt. Es ist auch möglich, eine leichte Trainingsaufgabe mit dem anschließenden Besuch der Sauna zu verbinden. Da die Sauna den Kreislauf im Zustand der körperlichen Ruhe stark belastet, sollte im Zweifelsfall der Arzt befragt werden. Wenn dieser für das Trablauftraining die Erlaubnis erteilt hat, ist auch gegen die Saunabelastungen nichts einzuwenden. Der Bademeister oder Masseur wird mithelfen, die richtige Dosierung zu finden.
Das Körpergewicht kann durch die Schwitzprozedur allerdings kaum reduziert werden. In der Regel handelt es sich nur um eine Scheinabnahme durch Flüssigkeitsverlust; durch das gesteigerte Durstgefühl nach dem Saunabesuch wird der Wasserverlust durch vermehrtes Trinken wieder ausgeglichen und das Körpergewicht somit auf das Ausgangsniveau zurückgebracht. – Das gesteigerte Durstgefühl wird am besten mit vitaminhaltigen Fruchtsäften gestillt.

Schwimmen
Trablauftraining läßt sich nicht nur mit der Sauna, sondern auch hervorragend mit dem Besuch eines Schwimmbades verbinden. Schwimmen nach dem Training – ohne Hast und Eile – lockert die Muskeln und entlastet vor allem die Wirbelsäule. Die Wassertemperatur sollte zwischen 25 und 28 Grad Celsius liegen. Kaltes Abduschen nach dem Baden und einige Minuten entspannte Ruhe unterstützen die Wirkung.

Massage
Die Massage ist im Hochleistungssport und als unterstützende Therapie bei Funktionsstörungen am Sehnen-, Muskel- und Bandapparat nicht mehr wegzudenken. Nach harten Trainings- und Wettkampfbelastungen kann eine Entmüdungsmassage die Regenerierungsdauer verkürzen. Muskelverhärtungen, Verklebungen, Verspannungen und Muskeltonuserhöhungen werden schnell behoben. Somit wirkt die Massage auch vorbeugend gegen Verletzungen. Muskelkater wird ebenfalls

schnell beseitigt. – Krankenkassen übernehmen die Massagekosten, wenn der Arzt die Notwendigkeit attestiert. Die Massage sollte nur von einer dafür ausgebildeten Fachkraft durchgeführt werden.

Barfußlaufen
Die Füße sind im Verlauf des Tages hohen Belastungen ausgesetzt; denn sie müssen das gesamte Körpergewicht tragen und fortbewegen. Da viele Menschen kein normales Körpergewicht haben, mit anderen Worten übergewichtig sind, werden die Füße zusätzlich belastet.
Hier einige Tips, um die Füße zu kräftigen und leistungsfähig zu erhalten. Im Sommer sollte jede sich bietende Möglichkeit ausgenutzt werden, Luft und Sonne an die Füße heranzulassen und barfuß zu laufen. Rasen, Sand und nicht zu grober Kies, auch der Teppich und der Teppichboden in der Wohnung, sind geeignete Beläge. Während des Urlaubs eignet sich Waten durch kniehohes Wasser. Die tägliche Reinigung der Füße von Staub und Schweiß mit Seife, kaltem und lauwarmem Wasser sollte zur Selbstverständlichkeit werden. Gut ist auch das Durchkneten der Fußmuskeln mit Hautfunktionsöl und das Bürsten nach dem Waschen mit einer Wurzelbürste. In den Sommermonaten sollten die Trablauftrainingseinheiten so geplant sein, daß das Programm barfuß auf taufrischem Rasen oder am Strand durchgeführt werden kann. Viele der im Gymnastik-Programm geschilderten Übungen stärken die Muskeln, Sehnen und Bänder der Füße.

Beschwerden und kleinere Verletzungen

Hautschäden, hervorgerufen durch Scheuern der Schuhe oder Strümpfe, sollten mit Leukoplast und nicht mit Hansaplast oder Pflaster mit Mulleinlage behandelt werden. Die so verklebte Hautstelle wird fixiert und die scheuernde Wirkung durch das festaufsitzende Pflaster vermieden.
Wenn sich kleine *Blasen* gebildet haben, sollten diese durch seitliches Aufstechen ausgetrocknet werden. Darunter bildet sich schnell und steril eine neue Haut.
Bei *aufgeriebenen Blasen* müssen die gelösten Hautfetzen abgeschnitten werden. Die Wundfläche ist zu säubern. Anschließend wird ein Sprühverband aufgetragen und mit Hansaplast abgedeckt. Große Wasserblasen sind zu säubern und mit einer sterilen Nadel aufzustechen. Das Wasser wird ausgedrückt und darüber ein steriler Verband angelegt.
Der *Muskelkater* ist die Schmerzreaktion un- oder schlechttrainierter Muskulatur. Die Stoffwechselfunktionen laufen im untrainierten Mus-

kel ungünstig ab. Stoffwechselzwischenprodukte, vor allem die Milchsäure, können nicht schnell genug abgebaut und ausgeschieden werden. Durch diese Übersäuerung kommt es zu einer zeitlich begrenzten ‹Vergiftung›, die als Schmerz empfunden wird. Der Muskelkater ist somit ein physiologischer Vorgang, der nichts mit einer Verletzung oder Krankheit zu tun hat. Er ist als Aufforderung zu verstehen, die wichtigsten Muskelgruppen durch körperliches Training angemessen zu beanspruchen, um sie vor Rückbildung und Leistungsschwund zu bewahren. Trotz Muskelkaters sollte kein Ruhetag eingelegt, sondern in Verbindung mit Dehn- und Lockerungsübungen weitertrainiert werden. Mit heißen Bädern, Franzbranntweinabreibungen und Massagen ist der Muskelkater nach einigen Tagen verschwunden. Auch zwei Hände voll Kochsalz in das Badewasser wirken hervorragend.

Beim Trabläufer wird nach einer Trainingsdauer von zwei Wochen kein Muskelkater mehr auftreten. Das ist dann ein sicheres Zeichen, daß sich die Muskulatur und die Stoffwechselfunktionen den Bewegungsreizen durch Trablauftraining und Gymnastik angepaßt haben.

Krämpfe in der Waden- und Oberschenkelmuskulatur können sehr schmerzhaft sein. Am häufigsten tritt der Wadenkrampf auf, dessen Ursache in unangemessenen hohen Trainingsbelastungen in Verbindung mit einem schlechten Trainingszustand zu suchen ist. Ebenso kann extremer Salzverlust – besonders im Sommer – durch starkes Transpirieren zu Krämpfen führen.

Der Wadenkrampf kann gelöst werden, indem die Fußspitze kräftig schienbeinwärts gedrückt wird. Dadurch zieht sich die Wadenmuskulatur in die Länge, und die reflektorische Verkürzung (die Ursache des Krampfes) wird aufgehoben. Der Wadenmuskel sollte nun leicht von unten nach oben hin ausgestrichen, geknetet und geschüttelt werden. Um die Behandlung wirkungsvoll durchführen zu können, sollte sich der ‹Patient› hinsetzen, wobei er mit beiden Armen den Oberkörper nach hinten abstützt und das vom Krampf befallene Bein im Kniegelenk abwinkelt.

Um einen Krampf aus der Rückseite der Oberschenkelmuskulatur zu lösen, sind beide Knie völlig durchzustrecken und der Rumpf (Oberkörper) vorzubeugen. Mit den Fingern oder Handflächen wird federnd versucht, den Boden zu berühren. Durch diese Maßnahme wird der Krampf schnell gelöst. Nach der Krampflösung empfiehlt es sich, einige Minuten im Wechsel zu gehen und zu traben.

Um bei *Verstauchungen* und *Verrenkungen* einen größeren Bluterguß zu vermeiden, ist es wichtig, die verletzten Gelenke möglichst sofort mit kaltem Wasser und/oder mit Eiswürfeln zu behandeln. Da meist nicht mit Sicherheit zu erkennen ist, ob es sich nur um eine Verrenkung, um eine Verstauchung oder bereits um einen Knochenbruch handelt, sollte das Training nach der beschriebenen Sofortbehandlung abgebrochen und ein Arzt aufgesucht werden. Von Einrenkungsversuchen ist abzuraten; bei Knochenbrüchen ist die Ruhigstellung des verletzten Gelenks erstes Gebot.

Bei *Achillessehnenbeschwerden* ist es außerordentlich wichtig, möglichst frühzeitig die Ursachen zu erfassen und eine Behandlung einzuleiten. Die Chancen der schnellen Wiederherstellung sind dann ungleich größer als nach einer erst nach Wochen eingeleiteten Therapie. Auf jeden Fall ist der Arzt aufzusuchen. Die Ursachen können ein Reizzustand des Sehnengleitgewebes, Veränderungen der Sehnen durch Druckstellen am Übergang zum Fersenbein, in Schleimbeutelentzündungen oder auch Knochenhautreizungen sein.

Als ‹Sofortmaßnahme› kann die lokale Eisbehandlung empfohlen werden. Dazu sind Eisstücke aus dem Gefrierfach des Kühlschranks in ein feuchtes Tuch zu wickeln, mit dem der gesamte Sehnenbereich unter Druck zweimal täglich (auch möglichst vor und nach dem Training) eingerieben wird. Die Kühlung wirkt schmerzlindernd, vermindert Schwellungen der Sehnen und bewirkt eine erhöhte Durchblutung. Auch bei Besserung sollte man die Anwendungen über eine bis zwei Wochen fortsetzen. Zur Unterstützung der lokalen Eisbehandlung können über Nacht feuchte, kühlende Salbenverbände angelegt werden.

Schmerzen im Bereich der *Sehnen* führen oft zu einer Tonuserhöhung der abhängigen Muskulatur (Wadenmuskel). Dies führt wiederum zu Verspannungen, deren Folge Koordinationsstörungen sind. Durch Massagen und Wärmebehandlungen beider Beine und der Rückenmuskulatur können Tonuserhöhungen und Verspannungen wieder behoben bzw. herabgesetzt werden.

Das Verletzungsrisiko beim Trablauftraining ist aber sehr gering. Durch das mäßige Trablauftempo wird der Muskel-, Sehnen- und Bandapparat nie maximal gefordert und belastet. Muskelfaserrisse, Sehnen- und Muskelrisse, wie sie beim Sprint auftreten können, sind beim Trablauf nahezu ausgeschlossen. Wenn beim Trablauf der Waldboden auf Unebenheiten hin kontrolliert wird – dies ist besonders im Herbst wichtig, da durch das Laub Vertiefungen, Wurzeln und Steine verdeckt werden –, wenn die empfohlene Kleidung getragen und durch gemäßigtes Tempo in den ersten zehn Minuten den Organsystemen und der Muskulatur die Möglichkeit eingeräumt wird, von Ruhe auf Leistung umzuschalten (Einlaufen) und wenn schließlich das Angebot an Körperpflege genutzt wird, dann werden Trabläufer kaum über Störungen und reduzierte Leistungsbereitschaft der Muskulatur zu klagen haben.

Leistungs- und gesundheitsfördernde Ernährung

Die Erfahrung hat gezeigt, daß Menschen, die über mehrere Monate hinweg ein regelmäßiges Ausdauertraining bestritten haben, auch ihre Eßgewohnheiten bewußt oder unbewußt positiv verändern. Diese veränderte Ernährungsweise bewirkt in einem Zeitraum von einem Jahr bis eineinhalb Jahren, daß sich das Körpergewicht den Idealvorstellungen der Ernährungsphysiologen anpaßt oder zumindestens doch sehr nahekommt. Erreicht wird dies durch Bewegung und bewußte Verhaltensänderung und nicht durch fragwürdige und zum Teil kostspielige Entfettungs- und Abmagerungskuren.
Eine Übersicht über die Ernährungsphysiologie soll dazu beitragen, die Eßgewohnheiten zu bewerten, den Kaloriengehalt wichtiger Nahrungsmittel zu beurteilen, die Flüssigkeitszufuhr zu bemessen und die Bedeutung der Vitamine, Mineralien und Geschmacksstoffe zu erkennen.
Ein zu realisierendes Trainingsziel könnte zum Beispiel sein, pro Trainingseinheit ein bis eineinhalb Kilogramm Übergewicht, also Fett und Wasser, zu verlieren. Dies ist keine Utopie, sondern wird von Ausdauersportlern nahezu immer verwirklicht. Eine lebensfremde Askese ist dabei nicht einmal erforderlich; denn in einem Trainingsjahr können durchaus 12 bis 18 Kilogramm Übergewicht abtrainiert werden. Folgende Ernährungstips in Verbindung mit dem Trablauftraining mögen helfen, das Ziel ‹Gewichtsabnahme› zu erreichen.

- Verlassen Sie zunächst das typisch deutsche Eßschema Frühstück – Mittagessen – Abendbrot. Teilen Sie Ihre benötigte Kalorienzufuhr in fünf kleinere Mahlzeiten auf; dadurch entlasten Sie Ihren Verdauungsapparat und erleichtern den Stoffwechsel. Hungergefühle, die zwischen drei Mahlzeiten auftreten können und durch kalorienreiche Nahrungsmittel (Süßigkeiten, Kuchen) gestillt werden, lassen sich so vermeiden. Verfahren Sie nach folgendem Schema der Kalorienzufuhr: 1. Frühstück 21 Prozent; 2. Frühstück 13 Prozent; Mittagessen 27 Prozent; Nachmittag 12 Prozent; Abendessen 27 Prozent; Sonstiges (Getränke usw.) 3 Prozent. Die Mahlzeiten sollten vielseitig und abwechslungsreich zusammengestellt sein. Beim Ausprobieren von Rezepten achten Sie bitte auf die Kalorienangabe pro Person.
- Lebensalter, Geschlecht, Körperbau, Umfang und Intensität der täglichen körperlichen Belastungen bestimmen den Energieverbrauch des Menschen, der in Kilokalorien (kcal) gemessen wird. Eine überhöhte und vom Körper nicht abzubauende Kalorienmenge führt immer zu Übergewicht. Die Folge sind Fettsucht, Stoffwechselstörungen sowie Herz- und Kreislauferkrankungen.

Wer weit von seinem Idealgewicht oder gar Normalgewicht entfernt ist, muß nach Wegen und praktikablen ‹Tricks› suchen, um mit Erfolg die

tägliche Kalorienzufuhr zu verringern. Eine wirksame Methode ist, kalorienreiche Speisen und Nahrungsmittel gegen kalorienarme auszutauschen. Da das Volumen gleich bleibt, wird auch das Hungergefühl gestillt. Trinken Sie zum Beispiel Milch, die einen Fettgehalt von nur 1,5 Prozent anstatt von 3,5 Prozent hat. Bei einem Viertelliter sparen Sie bereits 35 Kalorien. Wenn Sie Buttermilch trinken, sparen Sie sogar 75 Kalorien.
Kaffee oder Tee ohne Kondensmilch und Zucker ergeben eine Einsparung von über 70 Kalorien. Wenn Sie statt Vollmilchjoghurt Magermilchjoghurt vorziehen, essen (verbrennen) Sie 50 Kalorien weniger. Ein halbes Pfund Halbfettmargarine hat knapp 1000 Kalorien weniger als ‹normale›. Wenn man das sichtbare Fett vor der Zubereitung des Fleisches entfernt und dieses anschließend grillt, fließt das noch im Fleisch befindliche Fett durch die Hitzeeinwirkung fort. 225 Kalorien werden bei einem Eßlöffel flüssigem Fett und bei 15 Gramm abgeschnittenem festem Fett eingespart.
Nahezu alle Gemüsearten enthalten wenig Kalorien, dafür aber viele Vitamine und Mineralstoffe. Es gibt ein großes Angebot an kalorienarmen, wohlschmeckenden Getränken wie Gemüsesäfte (Möhren, Tomaten, Sauerkraut) oder ungesüßte Fruchtsäfte (Orangen-, Grapefruit-, Apfel-, Kirschsaft), Zitronentee, Schwarzen Tee oder Pfeffer-

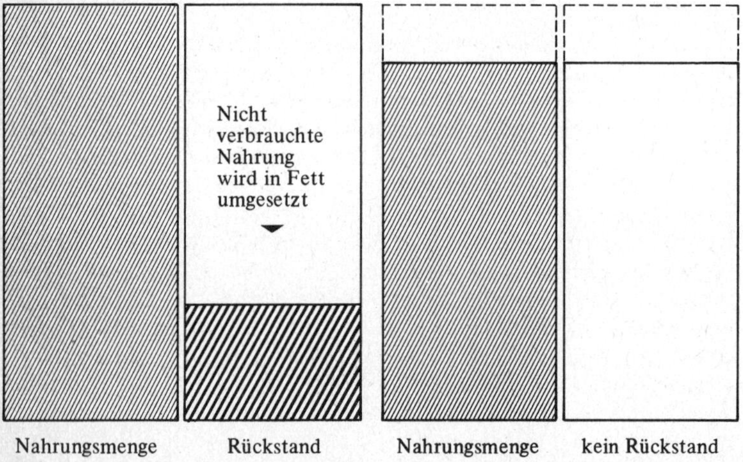

Nahrungsaufnahme bei einem sportlich nicht aktiven Menschen (links) und bei einem Trabläufer (rechts)
Der Vergleich zeigt deutlich, daß sich der Appetit des Sportlers normalisiert und die Gefahr eines Übergewichts nicht besteht. Beim sportlich unaktiven Menschen wird ein großer Teil der aufgenommenen Nahrung in Fett umgesetzt.

minztee mit wenig Zucker oder mit Süßstoff. Sie erfrischen nicht nur, sondern haben auch viel weniger Kalorien als etwa Bier, Malzbier, Wein und stark zuckerhaltige Limonaden. Eine Einliterflasche Cola-Getränk hat den Kalorienwert von 40 Stück Würfelzucker. Bei der chemischen Verbrennung in den Muskelzellen werden mit Hilfe des Sauerstoffs von einem Gramm Fett 9,3 kcal, von einem Gramm Kohlenhydrat 4,1 kcal und von einem Gramm Eiweiß ebenfalls 4,1 kcal frei.

• Versuchen Sie in regelmäßigen Abständen *Fastentage* in Ihre Trainingsplanung einzubeziehen. Natürlich darf auf einen Fastentag kein Schlemmertag folgen. Für die Menuzusammenstellung eignen sich Obst- und Gemüsesäfte, fettarmer Quark, Reisspeisen, Gemüse und fettarmes Fleisch oder Fisch in gegrillter Form. Sie brauchen also nicht zu hungern.

Fastentage sind kalorienarme Tage. Sie entlasten den Körper und entgiften den Organismus, ohne die Leistungsfähigkeit des Trabläufers zu mindern.

Wichtig zu wissen ist: 50 g Pralinen, 2 Tassen Kaffee, 1 Stück Sahnetorte, 1 Portion Milchspeiseeis, 1 Flasche Cola, 50 g Keks und 40 g Salzstangen ‹zwischendurch› gegessen ergeben 1440 Kalorien (siehe Tabelle auf Seite 148). Die Menge reicht fast aus, um den Grundkalorienbedarf eines Menschen von 1700 Kalorien zu decken. Bauen Sie deshalb Ihre ‹Ersatznahrung› ab. Naschen Sie weniger! Sie sparen nicht nur Geld, sondern auch eine Menge Kalorien.

Rund 2600 Kalorien beträgt der durchschnittliche Tagesbedarf eines Mannes, der eine mäßige körperliche Arbeit versieht. Der Bedarf der Frauen liegt sogar um 10 Prozent niedriger. Ernährungsphysiologen haben ermittelt, daß die meisten Bundesbürger den täglichen Kalorienbedarf bis zu 50 Prozent überschreiten. Die Folge ist Übergewicht mit allen negativen Begleiterscheinungen.

Wenn die Mahlzeiten zu voluminös ausgefallen sind, genieren Sie sich nicht, die Reste auf dem Teller zurückzulassen. Essen Sie langsam, kauen Sie die Nahrung gut durch und legen Sie das Besteck öfters aus der Hand. Die Kalorieneinsparung ist verblüffend.

Schulen Sie Ihr Kalorienbewußtsein. Die Tätigkeit, die wichtigsten Nahrungsmittel auf den Nährwertgehalt hin zu beurteilen, macht Sie kritisch und befähigt Sie, Mahlzeiten so zusammenzustellen, daß die benötigte tägliche Kalorienmenge mit großer Genauigkeit erreicht und eingehalten wird.

Die tägliche *Eiweißmenge* pro Tag sollte zirka 1,2 Gramm pro Körperkilogramm (Kkg) betragen; sie kann durch keinen anderen Nährstoff ersetzt werden. Für den Zellen- und Muskelaufbau, bei der Wiederherstellung der Leistungsfähigkeit und zur schnellen Kraftentfaltung ist das Eiweiß (Protein) lebensnotwendig. Das tierische Eiweiß – enthalten in

Vormittag	Nachmittag	Abend	Kalorien
1 Apfelsine	1 Joghurt (Magermilch)	1 Flasche Tomatensaft	150
½ Tafel Schokolade	1 Portion Milchspeiseeis	2 Glas Bier 1 Cognac	730
1 Apfel	1 Tasse Kaffee 1 Hefeteilchen	1 Flasche Bier 1 Korn 1 Frikadelle mit Brötchen	920
50 g Keks	1 Tasse Kaffee 1 Stück Sandkuchen	½ Flasche Bier 50 g Kartoffelchips 25 g Erdnüsse	1350
50 g Pralinen	2 Tassen Kaffee 1 Stück Sahnetorte 1 Portion Milchspeiseeis	1 Flasche Cola 50 g Keks 40 g Salzstangen	1440
1 Frikadelle mit Brötchen 1 Glas Bier		2 Flaschen Bier 1 Kotelett mit Kartoffelsalat	1630
1 Glas Tee oder 1 Tasse Kaffee	1 Flasche Cola 1 Port. Fruchteis mit Sahne	2 Flaschen Bier 1 Bratwurst mit Pommes frites	1700

magerem Fleisch, Leber, Fisch, Milch, fettarmem Quark, in Käse und in Eiern, entspricht im Gegensatz zum pflanzlichen Eiweiß dem Strukturaufbau des menschlichen Eiweiß und kann daher besser verarbeitet werden. Der Körper besitzt die Fähigkeit, Eiweiß in Kohlenhydrate umzuwandeln, nicht jedoch in Fett.
Der eigentliche Brennstoff zur Energiebereitstellung sind die *Kohlenhydrate*. Sie haben aber den Nachteil, daß sie – in zu großen Mengen dem Körper zugeführt – in Fett umgewandelt werden (Fettdepots) und somit das Körpergewicht erhöhen. Beim Ausdauersportler liegt der tägliche Bedarf in Kohlenhydraten bei rund 300 Gramm. Da auch Fette für den Energiebedarf verbrannt werden, ist eine Reduzierung des Körpergewichts möglich, wenn die Kohlenhydratzufuhr ‹gedrosselt› und somit das deponierte Fett (Unterhautfettgewebe) zur Energiegewinnung verstärkt herangezogen wird.
Kohlenhydrate werden mit der Nahrung in Form von Stärke und Zucker aufgenommen. Teigwaren, Zucker, Schokolade, Backwaren, Honig, Kartoffeln und Brot sind sehr kohlenhydratreich.
Getreideprodukte sind nicht nur reich an Kohlenhydraten, sondern

enthalten viele Mineralien und Vitamine, vor allem das wichtige Vitamin B_1. Da Vollkornbrot ferner reichlich Zellulose und Pektine enthalten, die als Ballaststoffe für den Ablauf der Verdauungsvorgänge in bestimmten Mengen erforderlich sind, sollten Nahrungsmittel aus Getreideprodukten bevorzugt werden. Ballaststoffe besitzen keinen Nährwert; sie vermitteln jedoch ein Sättigungsgefühl. Durch die Beachtung dieses Gesichtspunkts kann überflüssiges Körpergewicht vermieden werden.

Die Verbrennung von einem Gramm Fett ergibt 9,3 Kalorien – mehr als das Doppelte im Vergleich zu einem Gramm Kohlenhydrate oder einem Gramm Eiweiß. Die benötigten Gesamtfette sollten vom ernährungsphysiologischen Standpunkt bei zirka 70 bis 80 Gramm pro Tag liegen. Vorwiegend ungesättigte Fettsäuren werden mit den fetthaltigen Nahrungsmitteln dem Körper zugeführt. Diese sind für den Organismus besonders wichtig, weil sie die Aufnahme fettlöslicher Vitamine gewährleisten, cholesterinsenkend wirken und umfangreiche Dauerleistungen (Marathon, Skilanglauf, Trablaufbelastungen über 60 Minuten usw.) ermöglichen. – Pflanzenöle, Margarine, Sonnenblumenöl und Maiskeimöl enthalten reichlich die lebensnotwendigen ungesättigten Fettsäuren.

Für die reibungslose Funktion der Stoffwechselvorgänge sind *Vitamine* unentbehrlich. Sie müssen mit der Nahrung in ausreichender Menge aufgenommen werden, da sie im Körper selbst nicht aufgebaut werden können. Eine abwechslungsreiche Kost stellt den Bedarf an verschiedenen Vitaminen sicher. Bei einseitiger Ernährung und extremen körperlichen Belastungen kann es zu Vitaminmangel kommen; auch können bestimmte Medikamente (z. B. Penicillin) vitaminzerstörend wirken.

Die Tabelle mit dem täglichen Bedarf an Kalorien, Eiweiß, Mineralien und Vitaminen vermittelt Durchschnittswerte der erforderlichen Nährstoffe im Tagesverlauf.

Leber, Karotten, Spinat, Grünkohl, Aprikosen, Butter, vitaminierte Margarine und Eigelb enthalten viel Vitamin A oder die Vorstufe Karotin.

Haferflocken, reife Hülsenfrüchte, Vollkornbrot und Hefe sind reich an Vitamin B_1.

Vitamin B_2 ist in der Leber, im Käse, in der Hefe und Milch zu finden.

Mit Petersilie, schwarzen Johannisbeeren, Paprikaschoten, Kohlarten, Erdbeeren, Zitrusfrüchten, Tomaten, Kartoffeln, Sauerkraut und anderen Beerenfrüchten läßt sich der Vitamin-C-Bedarf decken.

Mineralien sind anorganische Stoffe, die ebenfalls durch eine gemischte, abwechslungsreiche Kost in ausreichender Menge dem Körper zugeführt werden. Natrium, Kalium, Calzium, Magnesium und Chlor sind im Organismus in verhältnismäßig großen Mengen vorhanden, Eisen,

Kalorientabelle

1 bis 100 Kalorien sind enthalten in:

1 Tasse klare Brühe	– 10 Kalorien
1 Karamellbonbon	– 20 Kalorien
1 Scheibe Knäckebrot	– 40 Kalorien
1 Tasse Kaffee oder Tee mit Zucker oder Milch	– 45 Kalorien
1 mittelgroßer Apfel	– 65 Kalorien
1 Ei	– 85 Kalorien
1 Glas Cola	– 90 Kalorien
1 Glas Bier	– 95 Kalorien
1 Becher Joghurt	– 95 Kalorien
1 Scheibe Mischbrot	– 100 Kalorien

100 bis 200 Kalorien sind enthalten in:

1 Glas Weißwein oder Sekt	– 105 Kalorien
1 Glas Traubensaft	– 110 Kalorien
1 Banane	– 110 Kalorien
1 Brötchen	– 110 Kalorien
1 Glas Weinbrand	– 120 Kalorien
1 Port. Schlagsahne	– 150 Kalorien
1 Scheibe Brot mit halbfettem Käse	– 150 Kalorien
1 Port. Salzkartoffeln	– 170 Kalorien
1 Schweineschnitzel, mager, natur (ohne Fett zubereitet),	– 180 Kalorien
1 Handvoll geröstete Erdnüsse	– 190 Kalorien

200 bis 400 Kalorien sind enthalten in:

1 Scheibe Brot mit rohem Schinken	– 205 Kalorien
1 Flasche Bier	– 235 Kalorien
1 Glas Whisky	– 250 Kalorien
1 Stück Schwarzwälder Kirschtorte	– 290 Kalorien
1 Stück Obstkuchen mit Sahne	– 315 Kalorien
1 Port. Pommes frites	– 330 Kalorien
½ l Trinkmilch	– 330 Kalorien
1 Port. Erbsen- oder Bohneneintopf	– 350 Kalorien
1 Kasseler Rippchen	– 360 Kalorien
1 Paar Frankfurter Würstchen	– 375 Kalorien

400 bis 700 Kalorien sind enthalten in:

4 Stück Kartoffelpuffer	– 410 Kalorien
1 Eisbecher mit Früchten, Sahne, Gebäck	– 440 Kalorien
1 Bratwurst, gegrillt	– 470 Kalorien
1 Schweinekotelett	– 490 Kalorien
1 Flasche Rotwein	– 550 Kalorien
1 Tafel Schokolade	– 565 Kalorien
1 Port. Gulasch mit Nudeln	– 570 Kalorien
1 Pizza	– 625 Kalorien
1 Tüte süße Mandeln	– 650 Kalorien
1 Port. Kartoffelsalat mit Würtschen	– 650 Kalorien

700 bis 1000 Kalorien sind enthalten in:

1 Wiener Schnitzel, Kartoffelsalat, gem. Salat	– 725 Kalorien
1 Port. Steak, Kräuterbutter, Kartoffeln, Gemüse	– 770 Kalorien
½ Grillhähnchen mit Pommes frites	– 810 Kalorien
1 Port. geb. Fisch mit Remouladensoße, gem. Salat	– 835 Kalorien
1 Port. Eisbein, Sauerkraut, Kartoffelpüree; 1 kleines Glas Bier	– 850 Kalorien
2 Stück Stollen und 2 Tassen Kaffee mit Milch und Zucker	– 900 Kalorien
1 Port. durchwachsener Speck	– 900 Kalorien

Quelle:
Arbeitsgemeinschaft Ernährung und Bewegung

Täglicher Bedarf an Kalorien, Eiweiß, Mineralien und Vitaminen

nach Food and Nutrition Board, National Academy of Sciences – National Research Council USA (1963)

Alter in Jahren		Gewicht	Größe	Kalorien	Eiweiß	Calcium	Eisen	Vitamine					
	von bis	kg	cm	g	g	g	mg	A IE	B_1 mg	B_2 mg	Niacin (PP) mg	C mg	D IE
Männer	18–35	70	175	2900	70	0,8	10	5000	1,2	1,7	19	70	
	35–55	70	175	2600	70	0,8	10	5000	1,0	1,6	17	70	
	55–75	70	175	2200	70	0,8	10	5000	0,9	1,3	15	70	
Frauen	18–35	58	163	2100	58	0,8	15	5000	0,8	1,3	14	70	
	35–55	58	163	1900	58	0,8	15	5000	0,8	1,2	13	70	
	55–75	58	163	1600	58	0,8	10	5000	0,8	1,2	13	70	
schwangere Frauen				+ 200	+20	+0,5	+ 5	+1000	+0,2	+0,3	+ 3	+30	400
stillende Frauen				+1000	+40	+0,5	+ 5	+3000	+0,4	+0,6	+ 7	+30	400
Jungen	9–12	33	140	2400	60	1,1	15	4500	1,0	1,4	16	70	400
	12–15	43	156	3000	75	1,4	15	5000	1,2	1,8	20	80	400
	15–18	61	172	3400	85	1,4	15	5000	1,4	2,0	22	80	400
Mädchen	9–12	33	140	2200	55	1,1	15	4500	0,9	1,3	15	80	400
	12–15	47	158	2500	62	1,3	15	5000	1,0	1,5	17	80	400
	15–18	53	163	2300	58	1,3	15	5000	0,9	1,3	15	70	400

Kupfer und Jod dagegen nur in Spuren. Diese Gruppe bezeichnet man deshalb als Spurenelemente. Bei extremen Ausdauerbelastungen und hohen Temperaturen kann es durch starkes Schwitzen zu einem Salzverlust kommen, der durch Salztabletten oder einen Teelöffel Kochsalz wieder ausgeglichen werden kann. Eine zu niedrige Zahl roter Blutkörperchen läßt auf Eisenmangel schließen. Dagegen kann der Arzt geeignete Medikamente verschreiben.
Übrigens macht das Trablauftraining mehr Freude, wenn die letzte Mahlzeit zwei bis drei Stunden zurückliegt und leicht verdauliche Kost aufgenommen worden ist. Sollten Sie die Absicht haben, einmal an einem Volkslauf oder Geländelauf oder gar an Bahnrennen teilzunehmen, dann reicht ein umfangreiches Frühstück. Es besteht aus Tee mit Zitrone (gesüßt mit Traubenzucker), einem Glas Orangensaft, einem weichen Ei, zwei bis drei Schnitten Roggenbrot oder Knäckebrot, belegt mit Butter, Honig, Käse und Schinken, sowie einem Becher Joghurt. Wird um neun oder zehn Uhr gefrühstückt, dann ist man für einen Wettkampf, der etwa gegen 14 oder 15 Uhr stattfindet, gut gerüstet.

Anhang

Trablaufmöglichkeiten in der näheren Umgebung

Das Finden und die Auswahl eines geeigneten Trablaufgeländes ist bereits beschrieben worden; dennoch können Schwierigkeiten auftreten, besonders in Großstädten und Ballungsbereichen wie dem Ruhrgebiet. Für den potentiellen Trabläufer ist es in diesem Fall das einfachste, sich bei den ortsansässigen Vereinen nach den Trainingsstätten der Leichtathletikabteilungen zu erkundigen. Dabei sollte nicht nur nach dem Sportplatz gefragt werden, sondern auch nach geeigneten Waldgebieten und Waldlaufstrecken. Ein Training im Wald oder im offenen Gelände ist immer vorzuziehen.

Kunststofflaufbahnen sind nach Möglichkeit zu meiden. Sie sehen zwar schön aus, bergen aber gesundheitliche Risiken in sich. Durch die Elastizität des Kunststoffbelags entstehen bei jedem Laufschritt Rückschwingungen, die vor allem die Achillessehne belasten und zu schmerzhaften Reizungen führen können. Gutinformierte Leichtathleten absolvieren ihr Trainingsprogramm deshalb auf einer herkömmlichen Aschenbahn oder im Wald.

Wer sich nicht bei einem Sportverein erkundigen möchte, kann sich an die Sportämter der Städte wenden. Manchmal sind die Sportamtsleiter oder die Leiter der Abteilungen für Landschaftsschutz und Gartenbau besser informiert als die Geschäftsstellen der Sportvereine. Die Anschriften der Sportämter der größeren Städte in der Bundesrepublik sind in der folgenden Übersicht zusammengetragen.

Sportämter der Städte

5100 Aachen
0241/472584
Elisabethstr. 8

6508 Alzey
06731/6181
Stadthaus, Fischmarkt 3

8900 Augsburg
0821/324/2934
Christoph-von-Schmid-Str. 10

8600 Bamberg
0951/87401
Rathaus/Maxplatz

3501 Baunatal
0561/92091–95
Baunatal-Altenbauna
Heinrich-Nordhoff-Str. 1

8580 Bayreuth
0921/25–1
Rathaus, Luitpoldplatz

5060 Bensberg
02207/3041
Saaler Straße

5070 Bergisch Gladbach
02202/74410
Maria-Zanders-Str. 12

1000 Berlin West (30)
030/26041
Am Karlsbad 8–10

5283 Bergneustadt
02251/4691
Bergstr. 24

3560 Biedenkopf
06461/2021
Bachgrundstr. 6

4800 Bielefeld
0521/512906
August-Bebel-Str. 91

4630 Bochum
02321/693510/3190–93
Rathaus

7030 Böblingen
07031/669248
Rathaus

5300 Bonn-Bad Godesberg
02221/600/243
Rathaus

4250 Bottrop
02142/26641
Hallenbad/Berliner Platz

2880 Brake
04401/5000
Schrabberdeich

3300 Braunschweig
0531/470541
Hasenwinkel 1 a

2800 Bremen
0421/4492/5084
Weserstadion

2850 Bremerhaven
0471/45248
Karlsburg 7

5040 Brühl
02232/4121/275
Steinweg 28

4967 Bückeburg
05722/4012
Rathaus

4430 Burgsteinfurt
02551/1313
An der Hohen Schule

4620 Castrop-Rauxel
02305/56/449–460
Bahnhofstr. 187

3100 Celle
05141/12341
Hafenstr. 2

8630 Coburg
09561/230
Bürglaßschlößchen

6100 Darmstadt
06151/135 79/80
Kasinostr. 3

2870 Delmenhorst
04221/121
Rathaus

6340 Landkreis Dillenburg
02771/6071–75
Wilhelmstr. 18

4270 Dorsten 2
02362/66251
Haltener Str. 5

4600 Dortmund
0231/542/2529
Balkenstr. 12–20

5160 Düren
02421/391–328
Postfach 486

6702 Bad Dürkheim
06322/421
Stadtverwaltung

4000 Düsseldorf
0211/899/5205
Rheinstadion

4100 Duisburg
02131/28132510
Bürohaus, Am Hauptbahnhof

6228 Eltville
06123/4066–67
Mattheus-Müller-Str. 3

8520 Erlangen
09131/86315
Fahrstraße

4300 Essen
0201/20751
Norbertstr. 2

5350 Euskirchen
02251/74350
Wilhelmstr. 64

5350 Kreis Euskirchen
02251/75352–353
Keltenring 33

2390 Flensburg
0461/85440
Rathaus

6710 Frankenthal
06233/89419
Rathaus

6000 Frankfurt
0611/2121
Hochstr. 4–8, Stadtbad Mitte

5020 Frechen
02234/501239
Rathaus, Antoniterstr. 1

7800 Freiburg
0761/216–3022
Rathaus

3580 Landkreis Fritzlar-Homberg
05622/721
Georgengasse

6400 Fulda
0661/8151/274
Stadtschloß

6400 Landkreis Fulda
0661/8161
Wörthstr. 15

8510 Fürth
Theresienstr. 11

8100 Garmisch-Partenkirchen
08821/3272/15
Rathaus

4650 Gelsenkirchen
02322/205277
Grenzstraße 1

6300 Gießen
0641/3061
Behördenhochhaus

6300 Landkreis Gießen
0641/301229
Ostanlage 39/41

4390 Gladbeck
02143/275–332
Stadtbad

7320 Göppingen
07161/65111
Hauptstr. 1

3400 Göttingen
0551/521/552
Jüdenstr. 38

4048 Grevenbroich
02181/1461
Rathaus

5270 Gummersbach
02261/87330
Friedrichstr. 15

4830 Gütersloh
05241/13370
Kreisverwaltung, Wasserstr. 14

5800 Hagen
02331/207650
Thaerstr. 1 a

2000 Hamburg 1
040/248251
Johanniswall 4

4700 Hamm
02381/101–1
Rathaus

6450 LK Hanau
06181/292314
Eugen-Kaiser-Str. 10

6450 Hanau
06181/805294/295
Rathaus, Marktplatz 14–18

3000 Hannover
0511/1683104
Theodor-Heuss-Platz 4

6900 Heidelberg
06221/58350
Rathaus

7100 Heilbronn
07131/881–638
Rathaus

5628 Heiligenhaus
02126/13326
Rathaus

4690 Herne
02323/595/688
Markgrafenstr. 9

4352 Herten
02366/37011
Kaiserstraße 16–20

4010 Hilden
02103/72363
Schulstr. 42

3200 Hildesheim
05121/301/266
Paul-von-Hindenburg-Platz 3

3200 Landkreis Hildesheim-Marienburg
05121/5091
Kaiserstr. 15

6380 Hochtaunuskreis Bad Homburg v. d. H.
06172/18336
Louisenstr. 86–90

8670 Hof
09281/8025/360
Rathaus

4102 Homberg
02136/21321
Lauerstr. 67 b

6380 Bad Homburg
06172/4881
Louisenstr. 148

6650 Landkreis Homburg
06841/106237
Eisenbahnstr. 49

5142 Hückelhoven Ratheim
02433/4045
Rathaus

5030 Hürth-Hermühlheim
02233/72441
Luxemburger Str. 93

6670 St. Ingbert
06894/3061
Kaiserstr. 84–86

8070 Ingolstadt
0841/705–229
Neues Rathaus

5860 Iserlohn
02371/26461
Stadthaus II, Karnacksweg 44

2210 Itzehoe
04821/61061
Rathaus

6750 Kaiserslautern
0631/852/224
Rathaus

4618 Kamen
02307/18425
Markt 1 (Rathaus)

6747 Kandel
06348/422
Juststr. 41

7500 Karlsruhe
0721/133/3240
Festplatz 1

3500 Kassel
0561/1926/459
Auedamm 4

2300 Kiel
0431/594/2987
Sporthalle, Lantziusstraße

5400 Koblenz
0261/129290
Rathaus

5000 Köln-Müngersdorf
0221/496051
Stadion

5000 Kreis Köln 1
0221/514551/52
Antwerpener Str. 14

7750 Konstanz
07531/2841
Rathaus, Kanzleistr. 13/15

4152 Kreis Kempen-Krefeld
02152/20496
Burgstr. 23

4150 Krefeld
02151/632265
Nordwall 82–84

6550 Bad Kreuznach
0671/921255
Hochstr. 45

8650 Kulmbach
09221/4045
Buchbindergasse 5

8300 Landshut
0871/88217
Rathaus

6070 Langen
06103/22001
Rathaus

4018 Langenfeld
02173/109251
Freiherr-vom-Stein-Haus

6420 Lauterbach
06641/804
Marktplatz 14

3160 Lehrte
05132/4031
Bahnhofstr. 10a

5090 Leverkusen
02172/42020/29
Bismarckstraße 182

6250 Limburg/Lahn
06431/8051
Rathaus, Postfach 330

6250 Landkreis Limburg
06431/8061
Kreishaus

4780 Lippstadt
02941/79262
Ostwall 15

6700 Ludwigshafen
0621/504/2359
Stadthaus, Jubiläumsstraße

6700 Kreis Ludwigshafen
0621/6902225
Landratsamt, Postf. 210780

2400 Lübeck
0451/7041/9105
Kanzleigebäude, Mengstraße

5880 Lüdenscheid
02351/17226
Rathaus

3140 Lüneburg
04131/241
Rathaus

4628 Lünen
02306/104430
Neue Sparkasse am Rathaus

6500 Mainz
06131/124087
Am Pulverturm 13

6800 Mannheim
0621/403041
Hoh.-Lanz-Str. 38

5778 Landkreis Meschede
Steinstr. 39, Postfach 1429

4950 Minden
0571/89342
Großer Domhof 1–3

4950 Landkreis Minden
0571/25521
Postfach 680

4050 Mönchengladbach
02161/270432–434
Steinmetzstraße 59

4019 Monheim
02173/52011
Rathaus

4330 Mülheim
02133/4553326
Rathaus

8000 München 2
089/2158752
Tal 30/I

4400 Münster
0251/492270
Berliner Platz 22

4400 Kreis Münster
0251/494357
Kreisverwltg. Postf. 6123

2350 Neumünster
04321/403/330
Klosterstr. 22–24

6680 Neunkirchen
06821/202323
Rathaus

4040 Neuss
02101/206740
Adolf-Flecken-Str. 1

8632 Neustadt bei Coburg
09568/81234
Georg-Langbein-Str. 1

5450 Neuwied
02631/2594
Altes Rathaus

8500 Nürnberg
0911/162209
Celtisstr. 13

6370 Oberursel
06171/502271
Hohemarkstr. 15

6050 Offenbach
0611/8052624
Waldstr. 312

7600 Offenburg
0781/82202
Gärtnerstr. 6

2900 Oldenburg i. O.
0441/26585
Hallenbad, Berliner Platz

5670 Opladen
02171/405273
Kölner Str. 34

4500 Osnabrück
0541/323–2042
Schloßwall 10

4790 Paderborn
05251/206–274
Am Abdinghof 11

8390 Passau
0851/86224
Schrottgasse 1

7530 Pforzheim
07231/3002307
Rathaus, Postfach 7

6780 Pirmasens
06331/84444/5
Messehaus

4350 Recklinghausen
02361/22595
Hallenbad, Herner Straße

8400 Regensburg
0941/5072530
Neues Rathaus

4140 Rheinhausen
02135/7151
Körnerplatz 1

5670 Landkreis Rhein-Wupper
02171/402–482
567 Opladen, Haus-Vorster-Str. 40

5630 Remscheid
02123/412–2216
Am Hagen 22

4070 Rheydt
02166/450494/495
Rathaus

6090 Rüsselsheim
06142/600213/14
Rathaus

6600 Saarbrücken
0681/201–537
Gerberstr. 35

6630 Saarlouis
06831/193245
Großer Markt

3320 Salzgitter
05341/402283
Rathaus

4902 Bad Salzuflen
05222/3019
Schloßstraße 6

7933 Schelklingen
07394/501–2
Rathaus

7070 Schwäbisch Gmünd
07171/603496
Rathaus, Postf. 184

8720 Schweinfurt
09721/51431
Rüfferstraße 4

5900 Siegen
0271/593415
Rathaus

7032 Sindelfingen
07031/664/363
Rathaus

7700 Singen
07731/61011
Rathaus

4770 Landkreis Soest
02921/4941
Osthofenstr. 60

5650 Solingen
02122/19363
Cronenberger Str., Rathaus

7000 Stuttgart
0711/2491/6565
Hirschstraße 22

5500 Trier
0651/718/376
Am Stadion 1

5210 Troisdorf
02241/77521/14
Rathaus, Am Schirmhof

7400 Tübingen
07122/74303
Rümelinstr. 2

7900 Ulm
0731/1613522
Kramgasse 2

6208 Untertaunuskreis Bad Schwalbach
06124/89239
Badweg 3

5620 Velbert
02124/3131
Nedderstraße 50

4060 Viersen
02162/7241/49
Tönisvorster Str. 24

4223 Voerde
02855/2011
Frankfurter Str. 62

4103 Walsum
02134/4571
Rathaus

4680 Wanne-Eickel
02325/76041/252
Im Sportpark

4410 Warendorf
02581/2541–74
Lüningstr. 3

4640 Wattenscheid
02327/801383
Wasserstr. 25

4230 Wesel
0281/203687
Herzogenring 16

5452 Weißenthurm
02631/6257
Rathaus, Hauptstr. 185

5047 Wesseling
02236/301356
Bahnhofstr. 20

6360 Wetteraukreis Friedberg
06031/83354
Landratsamt
Kaiserstr. 136

6330 Wetzlar
06441/75(1)226
Postfach 73

6330 Landkreis Wetzlar
06441/771
Karl-Kellner-Ring 51

2940 Wilhelmshaven

04421/26408
Hallenbad, Kieler Straße

6200 Wiesbaden
06121/312–273–76
Wilhelmstr. 15

5810 Witten
02302/50941
Rathaus

6520 Worms
06241/853–626
Klosterstr. 3

5600 Wuppertal
02121/53–6412
Steinweg 20

8700 Würzburg
0931/37303
Augustinerstr. 9

Lauftreffs und Volksläufe

Der Deutsche Sportbund, der Deutsche Leichtathletik-Verband und zahlreiche Sportvereine widmen sich seit Jahren verstärkt dem bis dahin vernachlässigten Gebiet des Freizeitsports. Fast tausend Vereine haben in der Zwischenzeit eine Lauftreffabteilung ins Leben gerufen. Unter Anleitung und Aufsicht eines Übungsleiters können die Trabläufer dort einmal oder mehrmals wöchentlich ein gemeinsames Trablauftraining absolvieren. Anfängern ist diese Möglichkeit allerdings nur mit Einschränkungen zu empfehlen, da die Übungsleiter bei hundert und mehr Teilnehmern nicht auf die Bedürfnisse und Vorstellungen eines jeden einzelnen eingehen können. Anfängergruppen sind selten. – Über die Existenz von Lauftreffs erkundigt man sich auf den Geschäftsstellen der Sportvereine oder beim Sportamt der Stadt.
Wer nach ausreichendem und regelmäßigem Training von mindestens sechs Monaten (besser von zwölf Monaten) den Ehrgeiz verspürt, an einem Volkslauf teilzunehmen, kann sich über die Termine beim Leichtathletiklandesverband oder über die Geschäftsstelle des Deutschen Leichtathletik-Verbandes informieren. Der Deutsche Leichtathletik-Verband (DLV) gibt zu Anfang eines jeden Jahres einen Kalender mit sämtlichen angemeldeten und genehmigten Volkslaufterminen heraus.
Seit 1975 kann jeder Trabläufer das «DLV-Laufabzeichen» erwerben. Es ist in drei Leistungsstufen unterteilt und wird für 15minütiges, 30minütiges und 60minütiges Laufen ohne Pause bei beliebigem Tempo vergeben. Abnahmeberechtigt sind Lauftreffleiter, Vereinsübungsleiter und Trainer, Sportabzeichenprüfer und Lehrer, die Sportunterricht erteilen.
Über den Deutschen Sportbund und den Deutschen Leichtathletik-Verband kann auch Informationsmaterial über Freizeitsportarten, speziell über den Trablauf, angefordert werden.

Anschriftenverzeichnis

Deutscher Sportbund
– Abteilung Breitensport –
Otto-Fleck-Schneise 12
6000 Frankfurt/Main 71
Telefon 0611/6693295

Deutscher Leichtathletik-Verband
– Geschäftsstelle –
Rheinstraße 20a
6100 Darmstadt
Telefon 06151/26147

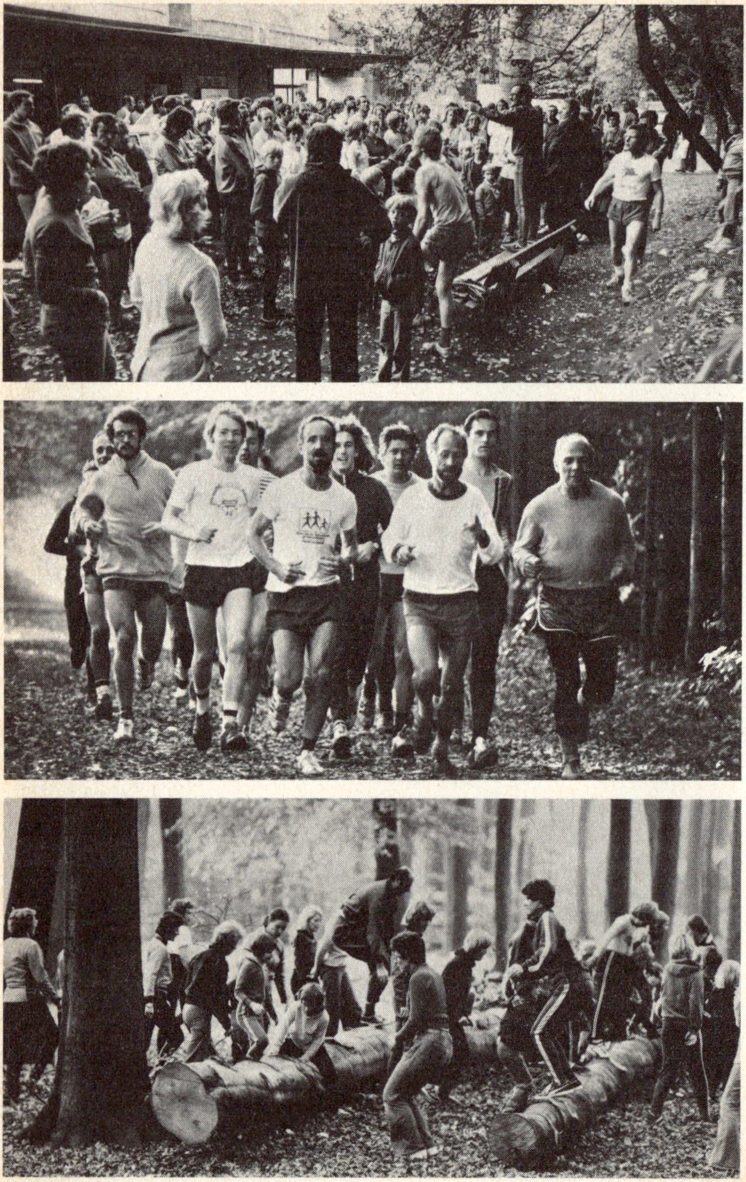

Lauftreffgruppe eines Sportvereins

DLV-Kommission Breitensport
Vorsitzender:
Hans Axmann
Eichendorffstraße 20
8800 Ansbach
Stellvertreter:
Harold Gähr
Lindenstraße 1
7441 Unterensingen
Volkslaufwart:
Otto Hosse
Wertachstraße 11
8901 Bobingen

Vertreter der Interessengemeinschaft Älterer Langstreckenläufer
Ludwig Hügen
Parkstraße 28
4050 Mönchengladbach
Enzio Busche
Kaiserstraße 129
4600 Dortmund

Leichtathletik-Landesverbände

Baden
Badischer Leichtathletik-Verband
Durlacher Straße 9, Postfach
7501 Grötzingen
Telefon 0721/42326

Bayern
Bayerischer Leichtathletik-Verband
Brienner Str. 50, Haus des Sports
8000 München 2
Telefon 089/528000

Berlin
Berliner Leichtathlektik-Verband
Passenheimer Straße 35–39
1000 Berlin 19
Telefon 030/3057250

Bremen
Bremer Leichtathletik-Verband
Postfach 216
2800 Bremen 1

Hamburg
Hamburger Leichtathletik-Verband
Schäferkampsallee 1
2000 Hamburg 6
Haus des Sports
Telefon 040/4121239

Hessen
Hessischer Leichtathletik-Verband
Goethestraße 10
6000 Frankfurt (Main)
Telefon 0611/284027/232049

Niedersachsen
Niedersächsischer Leichtathletik-Verband
Steintor 6
3212 Gronau
Telefon 05182/2846

Nordrhein
Leichtathletik-Verband Nordrhein
Postfach 549
4100 Duisburg
Telefon 02131/355443

Pfalz
Leichtathletik-Verband Pfalz
Barbarossaring 56
6750 Kaiserslautern
Telefon 0631/42672

Rheinhessen
Leichtathletik-Verband Rheinhessen
Münsterstraße 31
6500 Mainz
Telefon 06131/27260

Rheinland
Leichtathletik-Verband Rheinland
Rheinau 11
5400 Koblenz-Oberwerth
Telefon 0261/12501

Saarland
Saarländischer Leichtathletik-Bund
Saaruferstraße 16
6600 Saarbrücken 1
Telefon 0681/57055

Schleswig-Holstein
Schleswig-Holsteinischer Leichtathletik-Verband
Beselerallee 57
2300 Kiel
Telefon 0431/49598

Württemberg
Württembergischer Leichtathletik-Verband
Goethestraße 11, Postfach 520
7000 Stuttgart-N.
Telefon 0711/292155-57

Westfalen
Fußball- und Leichtathletik-Verband Westfalen
Sportschule Kaiserau
4618 Kamen-Methler
Telefon 02307/3344

Sport am Wochenende und im Urlaub

Auch der Trabläufer braucht von Zeit zu Zeit Tapetenwechsel. Es sei deshalb jedem Läufer angeraten, je nach Bedürfnis und Verlangen das ‹Revier› zu wechseln. An Wochenenden und an arbeitsfreien Tagen bietet sich eine Radtour oder – wenn die Strecke zu lang sein sollte – eine Fahrt mit dem Auto in die nähere Umgebung an. Wander- oder Generalstabskarten sind eine nützliche Hilfe.

In Zusammenarbeit mit dem Deutschen Sportbund hat der J. Fink Verlag in Stuttgart zur Aktion «Wander mal wieder» vierzig Bände in der Reihe «Rundwanderungen» herausgegeben. Jeder Wanderführer enthält Angaben über interessante Ziele, gute Wege, genaue Entfernungen mit Übersichtskarten und maßstabgerechten Wegeskizzen. Übersichtskarten und Wegeskizzen gewinnen an Bedeutung, wenn der Trabläufer eines Tages so ‹ausdauerfit› ist, daß er sich die landschaftlich reizvollen Strecken von den Ostfriesischen Inseln bis in das Kleine Walsertal im Trablauf, in der Belastungskombination von Wandern und Trablauf oder mit dem Fahrrad erschließen kann. Auch andere Wanderführer – es gibt sie für jeden Teil der Bundesrepublik Deutschland – eignen sich als Fundgrube für neue Trablaufreviere.

Wer ohne Auto und ohne Fahrrad reist, kann trotzdem in seinem Urlaubsgebiet trablaufen oder radfahren. Die Deutsche Bundesbahn hat im gesamten Bundesgebiet ‹Fahrradbahnhöfe› eingerichtet, auf denen man ein Fahrrad mieten kann und Tips für Rad-, Wander- und Trablaufstrecken erhält.

Die Fahrradbahnhöfe der Deutschen Bundesbahn

Bundesbahndirektion Essen
4300 Essen 1, Bismarckplatz 1

Fahrradbahnhöfe
Ahaus · Ahlhorn · Capelle (Westf.) · Coesfeld (Westf.) · Davensberg · Dülmen · Haltern (Westf.) · Huntlosen · Lathen · Lembeck · Lingen (Ems) · Lüdinghausen · Maria Veen · Meppen · Münster (Westf.) Hbf. · Reken · Warendorf · Werne a. d. Lippe · Attendorn · Olpe · Sondern

Bundesbahndirektion Wuppertal
5600 Wuppertal-Elberfeld
Döppersberg 41
Fahrradbahnhöfe
Attendorn · Olpe · Sondern

Bundesbahndirektion Frankfurt
6000 Frankfurt/M., Friedrich-Ebert-Anlage 35
Fahrradbahnhöfe
Bad Homburg · Bad König (Odenwald) · Bad Nauheim · Bad Soden (Taunus) · Bad Vilbel · Bensheim · Budingen (Oberhess.) · Eppstein · Erbach (Odenwald) · Eschborn · Gelnhausen · Goddelau-Erfelden · Groß Gerau · Heppenheim (Bergstr.) · Hetzbach · Hofheim (Taunus) · Köppern · Kronberg (Taunus) · Lorsbach · Oberursel · Salmünster-Bad Soden · Usingen · Wächtersbach · Weißkirchen (Taunus) · Wetzlar · Zwingenberg (Bergstr.)

Bundesbahndirektion Köln
5000 Köln, Konrad-Adenauer-Ufer 3

Fahrradbahnhöfe
Alpen · Blankenheim-Wald · Heimbach (Eifel) · Kall · Kleve · Marienbaum · Xanten

Bundesbahndirektion Karlsruhe
7300 Karlsruhe, Lammstr. 19
Fahrradbahnhöfe
Alpirsbach · Altglashütten-Falkau · Bad Rappenau · Baiersbronn · Bellingen · Biberach (Baden) · Bleibach · Breisach Eberbach · Forbach-Gausbach · Gengenbach · Gundelsheim (Neckar) · Heidelberg Hbf. · Hinterzarten · Immendingen · Kirchzarten · Landau (Pfalz) Hbf. · Löffingen · Ludwigshafen (Bodensee) · Mosbach (Baden) · Neustadt (Weinstr.) Hbf · Oberkirch · Säckingen · Schenkenzell · Schluchsee · Schönmünzau · St. Georgen (Schwarzw.) · Steinen · Tiengen (Oberrhein) · Titisee · Waldkirch · Weinheim (Bergstr.) · Wolfach

Bundesbahndirektion Stuttgart
7000 Stuttgart, Heilbronnstr. 7
Fahrradbahnhöfe
Aulendorf · Bad Mergentheim · Bad Schussenried · Bad Waldsee · Biberach (Riß) Crailsheim · Ellwangen · Isny · Kißlegg · Langenargen · Lauffen (Neckar) · Laupheim West · Leutkirch · Meckenbeuren · Öhringen · Ravensburg · Saulgau · Wangen (Allgäu)

Bundesbahndirektion München
8000 München, Michelstr. 3
Fahrradbahnhöfe
Bad Aibling · Bad Reichenhall ·

Bad Tölz · Bad Wörishofen · Bayrischzell · Berchtesgaden · Bergen (Oberbay.) · Bernau (Oberbay.) · Brannenburg · Dießen · Eichstädt Stadt · Eisenärzt · Endorf (Oberbay.) · Freilassing · Freising · Gmund am Tegernsee · Grafrath · Hammerau · Herrsching · Holzkirchen · Immenstadt · Kochel · Laufen (Oberbay.) · Lenggries · Lindau Hbf · Murnau · Nesselwang · Oberammergau · Oberaudorf · Oberstaufen · Ottobeuren · Oy-Mittelberg · Pfronten-Ried · Prien · Rimsting · Ruhpolding · Schaftlach · Schliersee · Seeshaupt · Siegsdorf · Sonthofen · Starnberg · Tegernsee · Teisendorf · Treuchtlingen · Tutzing · Übersee · Waging · Wasserburg (Inn) Stadt · Wolfratshausen

Bundesbahndirektion Hamburg
2000 Hamburg 50, Museumsstr. 39
Fahrradbahnhöfe
Bevensen · Buchholz (Kr. Harburg) · Dannenberg Ost · Hitzacker · Höftgrube · Holm-Seppensen · Mölln · Ratzeburg · Schneverdingen · Wintermoor

Bundesbahndirektion Hannover
3000 Hannover, Ernst-August-Platz 8
Fahrradbahnhöfe
Bennemühlen · Bissendorf · Bodenteich · Dorfmark · Eschede · Fallingbostel · Isenbüttel-Gifhorn · Hude · Mellendorf · Schwarmstedt · Soltau (Hann.) · Unterlüß · Visselhövde · Walsrode

Bundesbahndirektion Münster
4400 Münster, Bahnhofstr. 1–5
Fahrradbahnhöfe
Ahaus · Ahlhorn · Capelle (Westf.) · Coesfeld (Westf.) · Davensberg · Dülmen · Haltern (Westf.) · Huntlosen · Lathen · Lembeck · Lingen (Ems) · Lüdinghausen · Maria Veen · Meppen · Münster (Westf.) Hbf. · Reken · Warendorf · Werne a. d. Lippe

Über die Verfasser

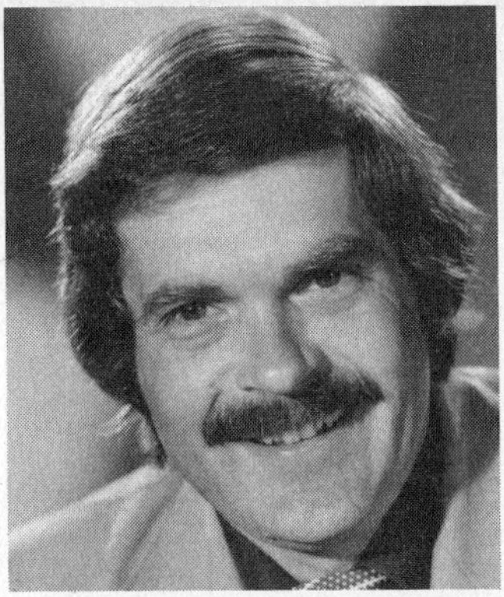 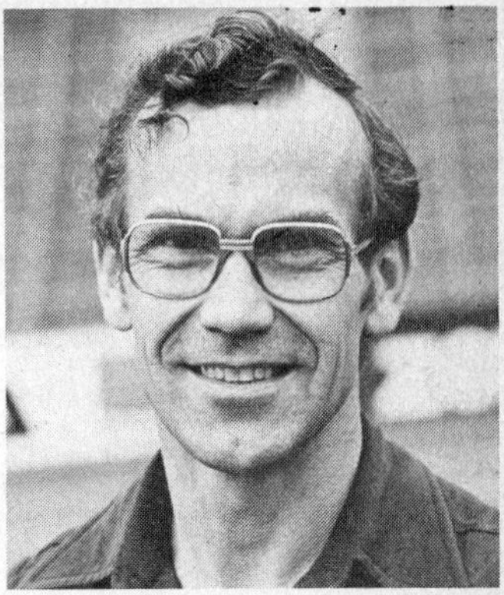

Manfred Blödorn (Foto links) wurde 1942 in Neumünster/Holstein geboren und studierte in Hamburg Soziologie und Politik. Während seiner aktiven Zeit als Leichtathlet schrieb er erste Zeitungsartikel; seit 1968 arbeitet er als Sportredakteur für Hörfunk und Fernsehen beim Norddeutschen Rundfunk, war Berichterstatter bei Welt- und Europameisterschaften sowie bei Olympischen Spielen und übernahm Anfang 1977 die Redaktion Fernsehfeature und -dokumentation der Hauptabteilung Sport beim NDR.
Blödorn, der in Reinbek bei Hamburg lebt, ist Autor und Regisseur zahlreicher sportwissenschaftlicher Fernsehfilme und veröffentlichte unter anderem das Buch «Fußballprofis – Die Helden der Nation» (Hoffmann und Campe Verlag, Hamburg 1974).

Paul Schmidt (Foto rechts), Jahrgang 1931, ist seit 1965 Leichtathletikbundestrainer für den Mittelstreckenlauf. Von 1957 bis 1962 gehörte er zu den besten 800- und 1500-Meter-Läufern der Welt und verbesserte 1959 in Köln den schon legendären 800-Meter-Rekord von Rudolf Harbig. Paul Schmidt war Mitinhaber von Staffelweltrekorden und erreichte bei den Europameisterschaften 1958 und 1962 über 800 Meter den dritten Platz. Bei den Olympischen Sommerspielen 1960 in Rom belegte er über diese Distanz, nur knapp geschlagen, den vierten Rang.
Schmidt, der in Eiserfeld-Niederschelden bei Siegen lebt, erwarb sich als erfolgreicher Trainer und Autor vieler Aufsätze über den Mittelstreckenlauf internationale Anerkennung.

Literaturhinweise

Medizin und Sportmedizin

DONAT, Klaus (Hrsg.): Kardiologische Prävention und Rehabilitation am Wohnort. Erlangen 1975.

HOLLMANN, Wildor/LIESEN, Heinz: Über die Bewertbarkeit des Lactats in der Leistungsdiagnostik. – In: Rudersport 3/74, Minden (Westfalen).

HOLLMANN, Wildor u. a. (Institut für Kreislaufforschung und Sportmedizin an der Deutschen Sporthochschule Köln): Zur wissenschaftlichen Begründung körperlichen Trainings als Mittel der Prävention und Rehabilitation bei älteren Menschen. – In: Sportarzt + Sportmedizin 2/75, Lövenich bei Köln.

KARLSSON, Jan/HULTEN, B./PIEHL, K./SJÖDIN, B./THORSTENSSON, A.: Das menschliche Leistungsvermögen in Abhängigkeit von Faktoren und Eigenschaften der Muskelfasern. – In: Medizin und Sport 12/75, Berlin (Ost).

KEUL, Joseph: Die Bedeutung des aeroben und anaeroben Leistungsvermögens für Mittel- und Langstreckenläufer(innen). – In: Leichtathletik 16/75 und 18/75, Berlin (West).

Landesversicherungsanstalt Freie und Hansestadt Hamburg (Hrsg.): 4. Sozialmedizinische Arbeitstagung über das Leben nach dem Herzinfarkt. – Hamburg 1974.

MODELL, Walter/LANSING, Alfred: Medikamente und Drogen. – Reinbek bei Hamburg 1974 (rororo Life-Bildsachbuch 19).

NÖCKER, Josef: Physiologie der Leibesübungen. – Stuttgart 1976.

NOURSE, Alan E.: Der Körper. – Reinbek bei Hamburg 1974 (rororo Life-Bildsachbuch 4).

ROST, Richard: Grundlagen medizinischer Testmethoden. – In: Rudersport 11/76, Minden (Westfalen).

SCHMIDT, J.: 75 Jahre «Sportherz». – In: Rudersport 33/74, Minden (Westfalen).

STRAUZENBERG, Stanley Ernest/SCHWIDTMANN, Heinz: Sportliche Belastung und Herzfunktion. – In: Theorie und Praxis der Körperkultur 7/76, Berlin (Ost).

Leichtathletik

HARRE, Dietrich (Red.): Trainingslehre – Einführung in die Theorie und Methodik des sportlichen Trainings. – Berlin (Ost) 1975.

JÄGER, K./OESCHLÄGEL, G.: Kleine Trainingslehre. – Berlin (Ost) 1972.

JONATH, Ulrich: Praxis der Leichtathletik – eine Enzyklopädie. – Berlin (West) 1973.
JONATH, Ulrich/KIRSCH, August/SCHMIDT, Paul: Lauftraining Teil III. – Schorndorf bei Stuttgart 1976.
LOHMANN, Wolfgang: Lauf, Sprung, Wurf. – Berlin (Ost) 1968.
LYDIARD, Arthur L.: Meine Methoden beim Mittel- und Langstreckentraining. – München/Berlin/Frankfurt 1969.
MAY, Jürgen: Modernes Mittelstreckentraining Jugendlicher. – Berlin/München/Frankfurt 1969.
MICHAJLOV, Valentin Vasil'evic: Die Effektivität des Tempowechsels beim leichtathletischen Lauf auf Wettkampfstrecken. – In: Theorie und Praxis der Körperkultur 11/72, Berlin (Ost).
NETT, Toni: Modernes Training weltbester Mittel- und Langstrecker. – Berlin/München 1966.
RÖTHIG, Peter: Sportwissenschaftliches Lexikon. – Schorndorf bei Stuttgart 1976.
SCHMOLINSKY, Gerhardt (Red.): Leichtathletik. – Berlin (Ost) 1974.

Trablaufen und Freizeitsport

AAKEN, Ernst van: Dauerbewegung als Voraussetzung der Gesundheit. – Düsseldorf 1974 (Heft 4 der Beiträge zur Gesundheitsvorsorge).
AAKEN, Ernst van: Programmiert für 100 Lebensjahre – Wege zur Gesundheit und Leistungfähigkeit. – Celle 1975.
AUER, Fred: Stress dich gesund. – München 1976.
BARTEL, Wolfgang/PIETSCH, Klaus: Fit für Beruf, Studium und Freizeit. – Berlin (Ost) 1973.
COOPER, Kenneth H.: Bewegungstraining – Praktische Anleitung zur Steigerung der Leistungsfähigkeit. – Frankfurt a. M. 1971.
DEUSER, Erich: Schnell wieder fit. – Offenbach 1966.
Deutscher Leichtathletik-Verband (Hrsg.): Breitensport-Fibel. – Darmstadt 1974.
Deutscher Sportbund (Hrsg.): Sport für alle – Herausforderung an den Sport. – Frankfurt a. M. 1972.
Deutscher Sportbund (Hrsg.): Trimm Dich '74 – die schönste Freizeit. – Frankfurt a. M. 1974.
Deutscher Sportbund (Hrsg.): Die Trimm-Aktion und ihre Wirkungen. – Frankfurt a. M. 1974.
Deutscher Sportbund (Hrsg.): TrimmTrab – das neue Laufen ohne zu schnaufen. – Frankfurt a. M. 1975.
Deutscher Sportbund (Hrsg.): Ausdauersport als Freizeitsport. – Frankfurt a. M. 1975.

Deutscher Sportbund (Hrsg.): Sport und Spiel für Ältere. – Frankfurt a. M. 1975.

Deutscher Sportbund (Hrsg.): Arbeitsmappe Lauf-Treff. – Frankfurt a. M. o. J.

HOLLMANN, Wildor: Chancen und Hemmnisse für Frauen im Sport. – Frankfurt a. M. 1976 (über Deutscher Sportbund).

KEUL, Joseph: Die Ernährung des Mittel- und Langstrecklers bei Training und Wettkampf. – In: Leichtathletik 46/75, Berlin (West).

KÖHLER, Helmut (Red.): Lauf dich gesund. – Berlin (Ost) 1975.

MAEGERLEIN, Heinz/HOLLMANN, Wildor: Aktiv über 40 – Sport, Spiel und Spaß. – Frankfurt a. M. 1975.

MEYER, Doris/SEMM, Ulrike: Trimmen auf dem Trimmpfad – ein beliebter Freizeitsport? – In: Olympische Jugend 12/76, Frankfurt a. M.

WÖLLZENMÜLLER, Franz/GRÜNEWALD, B.: Die Gesundheitskarriere durch Ausgleichssport. – München/Gütersloh/Wien 1974.

Sachregister

rororo sachbuch

Sportbücher

bereits erschienen:

- WALTER BREHM
Skisport. Training, Technik, Taktik
[ISBN 3-499-17001-9]

- MANFRED VORDERWÜLBECKE
Skilanglauf. Training, Technik, Taktik
[ISBN 3-499-17002-7]

- WERNER FREITAG
Schwimmen. Training, Technik, Taktik
(ISBN 3-499-17003-5]

- HANS-DIETER TROSSE
Handball. Training, Technik, Taktik
[ISBN 3-499-17004-3]

- KLAAS BOHLENS
Tennis. Training, Technik, Taktik
[ISBN 3-499-17006-X]

- HORST SCHLICHTING
Segeln. Training, Technik, Taktik
[ISBN 3-499-17005-1]

- MANFRED BLÖDORN / PAUL SCHMIDT
Trablaufen. Ein Ausdauersport für Herz und Kreislauf. Training, Technik, Taktik
[ISBN 3-499-17007-8]

in Vorbereitung:

- ULRICH JONATH / EDUARD HAAG / ROLF KREMPEL
Leichtathletik 1. Laufen und Springen.
Training, Technik, Taktik
[ISBN 3-499-17008-6]

- ULRICH JONATH / EDUARD HAAG / ROLF KREMPEL
Leichtathletik 2. Werfen und Mehrkampf.
Training, Technik, Taktik
[ISBN 3-499-17009-4]

- HEINZ HARST / HANS GIESECKE / JUPP SCHLAF
Tischtennis. Training, Technik, Taktik
[ISBN 3-499-17013-2]

- GÜNTER BLUME
Volleyball. Training, Technik, Taktik
[ISBN 3-499-17011-6]

- CLAUS BEISSNER / MANFRED BIROD
Judo. Training, Technik, Taktik
[ISBN 3-499-17012-4]